SOM

PRÉFACE

De même qu'il existe des remèdes naturels, à la fois puissants et doux, de même il est des aliments assez concentrés pour combler rapidement des carences sans pour autant conduire vers les processus d'encombrement organique.

Tout comme une carburation trop riche peut conduire à l'encrassement d'un moteur d'automobile, de même certains produits alimentaires de complément risquent d'induire un processus de surcharge organique.

Le miracle de la graine germée, c'est d'apporter à la fois ce qu'il manque à l'organisme, en permettant la plus favorable utilisation, avec une stimulation à l'élimination des déchets.

Suffisamment de précisions figurent déjà dans l'exposé qui suit pour qu'il ne soit pas nécessaire d'insister sur de si intéressantes propriétés de la graine germée, une expérience de quarante années permettant de le cautionner.

Raymond Dextreit

INTRODUCTION

Depuis que les chercheurs se penchent sur ce sujet, il est marquant que les céréales, les légumineuses et quelques autres graines comestibles occupent une place prépondérante dans l'alimentation.

Les graines de ces plantes sont généralement transformées par des procédés — traitements thermiques, fermentation ou **germination** — permettant d'accroître la qualité, la quantité ou la **biodisponibilité** des nutriments qu'elles contiennent.

Botaniquement ce que l'on appelle graines comportent en fait des graines vraies : fenugrec, lentilles, luzerne, pois, pois chiches, soja, trèfle, sésame, cresson, lin, moutarde, radis et des fruits secs indéhiscents (1) : tournesol, avoine, blé, épeautre, maïs, millet, orge, riz, seigle, sarrasin. Ces entités possèdent la capacité de reproduire des plantes

Des graines et des fruits secs sont albuminés (2) : fenugrec, avoine, blé, épeautre, maïs, millet, orge, riz, seigle, sarrasin ou exalbuminés : lentille, luzerne, pois, pois chiches, soja, trèfle, sésame, tournesol, lin, moutarde, radis. Ce dernier type correspond à des graines qui, pourvues d'un — monocotylédone — ou de deux cotylédons — dicotylédone —, durant les premiers stades de leur développement, ont perdu ce tissu au terme de leur maturation.

Malgré leur grande diversité morphologique les « graines » ont en commun une structure qui consiste en :

- Un embryon formé d'un axe : gemmule+radicule et de cotylédon(s).
- Téguments ou enveloppes protectrices constitués d'un tégument séminal, chez toutes les graines vraies et d'un péricarpe, chez les fruits secs. Il s'ajoute parfois des enveloppes surnuméraires telles les glumelles chez certaines espèces de céréales — avoine, orge, seigle — : on parle alors de grains vêtus.

---

(1) Indéhiscent : grain dont l'enveloppe très mince ne s'ouvre pas spontanément à l'époque de la maturité.

(2) Albumen : cellules remplies d'amidons sur lesquelles l'embryon s'alimente en devenant actif.

ACTE 1
GÉNÉRALITÉS

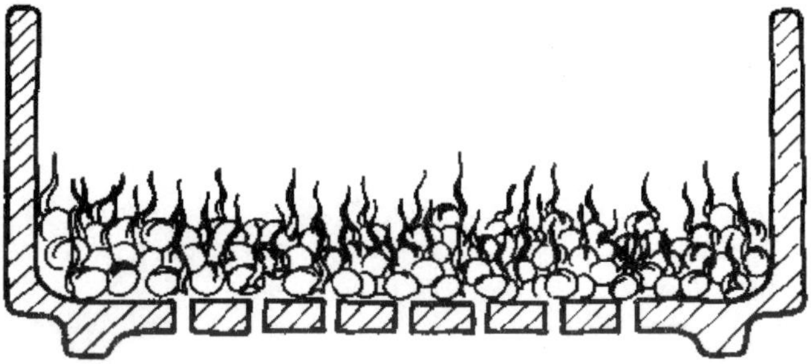

DORMANCE ET LEVÉE DE DORMANCE, INHIBITION

Les graines sont en général, des individus aptes à demeurer très longtemps en état de vie ralentie ou quiescence. Cette apparente inertie est due à la forte déshydratation dont elles sont le siège à la fin de leur maturation sur la plante-mère. Chez beaucoup de graines, une simple imbibition à température adéquate permet une germination plus ou moins rapide selon l'espèce. Il arrive parfois que la germination n'intervienne pas, même si les conditions offertes sont très favorables, on parle alors de dormance — inhibition tégumentaire ou dormance embryonnaire —.

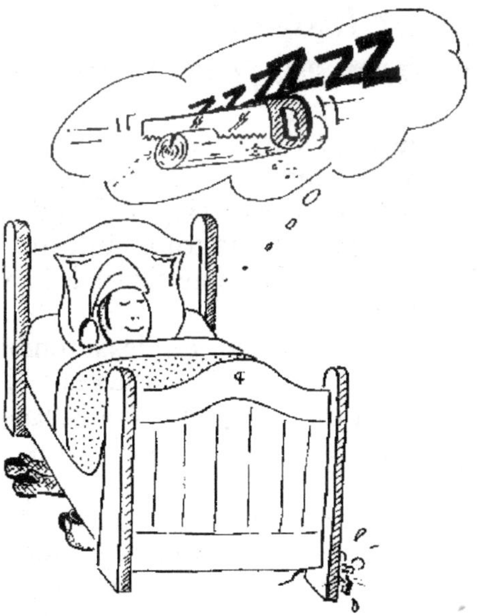

Les graines de fenugrec, lentille, luzerne, pois, pois chiche, soja, trèfle, sésame, blé, épeautre, maïs, sarrasin, cresson, lin, moutarde, radis, à condition qu'elles soient fraîches ne sont pas soumises à la dormance. Si elles ne germent pas ou peu, peut-être s'agit-il de problèmes de conservation — mauvaises conditions de température et d'humidité —.

L'avoine, le millet, l'orge, le riz, le seigle, le tournesol peuvent subir une dormance possible quelque temps après leur récolte. Celle-ci se lèvera en conservant les graines au sec.

Le fenugrec, la luzerne et le trèfle : légumineuses peu améliorées, peuvent être le siège d'un phénomène de dureté, c'est-à-dire une impossibilité de s'imbiber, donc une non-germination. Dans un lot donné, seul un pourcentage plus ou moins important de semences germera. Malgré l'obstacle, ces souches rustiques sont recherchées avant de disparaître pour toujours dans l'oubli.

Raisons pour lesquelles la germination est fortement inhibée

• Mauvaises conditions offertes : température non optimale, absence ou présence de lumière,[(1)] excès d'eau…
• Enveloppes séminales trop imperméables à l'eau — donc à l'oxygène — qui empêchent toute imbibition : graines dites « dures ». Cet état peut être consécutif à la variété ou à l'année culturale.
• Age trop important des graines qui les a rendues inaptes à germer. Cet âge apparent étant le plus souvent lié à une mauvaise conservation, c'est-à-dire dans des conditions de température et d'humidité relative de l'air trop élevées, ayant entraîné un vieillissement précoce.
• Enfin présence d'une dormance « vraie » dont le siège se situe soit dans la présence des enveloppes protectrices, soit dans une inaptitude passagère de l'axe à croître pour donner une plantule viable. Il faut alors utiliser des moyens de levée de dormance.

(1) Cette précision indiquée pour mémoire ne concerne pas les graines habituellement consommées germées, citées dans l'ouvrage.

Quelques moyens utilisables pour lever la dormance

a) La stratification : un séjour ± important des graines imbibées à des températures basses mais positives exerce une action de levée de dormance aussi bien sur les graines sujettes à une inhibition tégumentaire qu'à une dormance embryonnaire.
b) La scarification : opération consistant, dans les cas d'inhibition tégumentaire à réaliser des ablations locales, des piqûres ou une usure des enveloppes. Une scarification chimique peut être effectuée par des trempages brefs dans des acides forts, tel l'acide sulfurique concentré.
c) Lixiviation : opération qui, par trempage dans l'eau ou l'alcool dilué permet le lessivage de substances inhibitrices.
d) Séjour des graines imbibées à des températures alternées, les meilleurs résultats étant obtenus en suivant l'alternance jour/nuit, la température la plus élevée étant donnée durant la période « jour », la plus fraîche durant la « nuit ». L'amplitude convenable étant en moyenne de 8° à 10°.

Durée moyenne de viabilité des graines

La durée de viabilité est le temps pendant lequel les graines peuvent rester vivantes donc capables de germer. Cette survie, qui normalement dure des années, dépend essentiellement des conditions de conservation et de l'état d'hybridation — amélioration — des semences. Cependant il est souhaitable que l'ancienneté des graines alimentaires, sélectionnées pour germer ne dépasse pas deux ans. Voir *« Graines spécial germination »*, page 18 —.

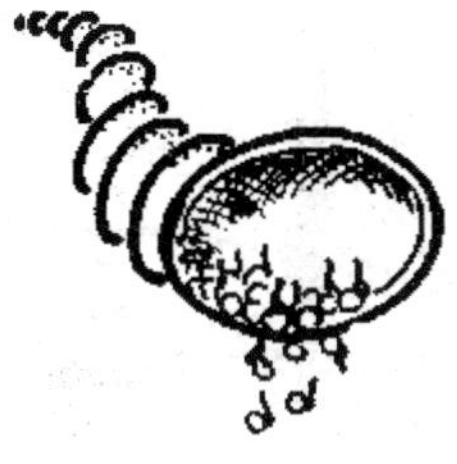

LA GERMINATION

Mécanisme de la germination

La germination des graines comestibles et autres, est un phénomène naturel qui intervient lorsque des semences sont imbibées d'eau dans des conditions favorables de température, d'oxygénation et d'obscurité.

La germination se traduit par une activation de nombreuses et très complexes activités enzymatiques dans tous les compartiments de la graine — embryon et tissus de réserve —, conduisant à la croissance de l'embryon et à la constitution d'un germe.
Les mécanismes globaux qui règlent la germination sont l'hydrolyse des réserves, amidon, protéines, lipides et le transfert des solutés vers les organes en croissance de l'axe embryonnaire.
L'élément essentiel du phénomène germination est l'eau. Son apport est fondamental pour que les macromolécules présentes dans la graine sèche — substances de réserves : amidon, protéines et substances catalytiques : enzymes, vitamines... — puissent s'hydrater et réaliser leur fonction.

Evolution de la prise d'eau en cours de germination

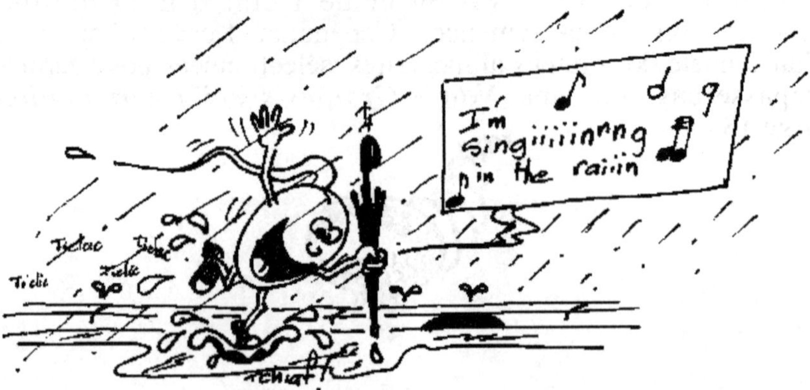

Trois phases distinctes sont observées au cours de la germination :
1) Une prise d'eau importante dès la mise en présence de ce liquide. Cette imbibition, due essentiellement à des processus physiques, dépend de la température.
2) Une imbibition plus lente, voire stable, qui correspond à l'activation des macromolécules et se traduit par un début de croissance de l'axe embryonnaire : c'est le stade de la germination proprement dite où seule la radicule croît et perce les enveloppes.
3) Une reprise de l'absorption d'eau, la radicule s'allonge en pompant alors l'eau du substrat hydraté.

Déroulement de l'activité respiratoire durant la germination

Allié aux effets de l'humidité, le phénomène de germination nécessite un apport d'air correspondant à l'évolution de la prise d'eau, ni trop, ni trop peu dans chacun des cas.

Influence de la température sur la germination

Dans les jardins et dans les champs, la plupart des semences germent au printemps, lorsque règnent les plus favorables conditions de germination. A cette saison, le sol est encore humide et les températures diurnes se situent souvent entre 16° et 20° C. Pour bien faire germer en chambre, ces dispositions même créées ± artificiellement — lieu tempéré + l'aide d'un germoir en poterie, garantie d'une humidité continue — sont aussi nécessaires.

Temps de germination

Le temps de germination varie selon les espèces. Les semences de blé germent en deux ou trois jours, celles de l'oignon mettent six jours et davantage. Voir « *Table des graines à germer et temps moyen de germination* » , page 40.

Application domestique

Dans le chapitre *« Culture traditionnelle des graines germées »*, page 71, est développée une méthode qui permet de conduire un germoir de cinq pièces en poterie, en suivant au plus près le processus de germination naturelle tel qu'il se déroule dans les champs et dans les jardins.
Le principe d'humidification des graines est remarquable. En jardinage il est vivement recommandé, pour éviter les maladies, de ne jamais arroser une plante par le dessus, mais de l'irriguer par le sol [(1)]. Or il se trouve que dans cet ustensile de germination, véritable jardin dans la maison, l'humidité vient de la partie basse de l'appareil, et monte par capillarité et permutation des éléments poreux. Voir *« Mode d'emploi »* , page 79.

A la maison, il est agréable et facile de faire germer toutes sortes de graines pour l'alimentation familiale.
Avec un investissement mineur, on produira ainsi des semences germées, nourriture de choix, chacune étant cueillie au moment où elle produit une quantité de substances profitables à l'organisme, et avant que la radicule ait une chance de les consumer. Cela est la raison pour laquelle dans cet écrit, il ne sera pas question de « germes » pour l'alimentation, mais de semences germées, aliments complets par excellence.

Graines « spécial germination »

Les graines sélectionnées « spécial germination » , seront cultivées et conservées sans tutelle chimique, récoltées en état de maturité complète, depuis six mois au moins et deux années au plus. Bien nettoyées, c'est-à-dire triées et brossées le mieux possible — plus particulièrement les céréales qui possédant des poils-antennes à leur extrémité : avoine, blé, millet, orge, seigle —, elles auront une odeur franche et fraîche.

Lorsque survient un doute au niveau du nettoiement : rincer les graines à l'eau courante dans un élément perforé, avant de les mettre à germer.

---

(1) Exception : voir le nouveau couvercle avec renfort d'humidification décrit page 76.

PRÉHISTOIRE DE LA GERMINATION

A l'aube des temps néolithiques, l'économie de cueillette — chasse — pêche, cède la place à l'ère de l'agriculture et de l'élevage.

En partant de graminées sauvages, l'homme d'alors a patiemment sélectionné des céréales propices à la culture et à la consommation.

De même que la pomme de terre, le quinoa et le maïs ont fortement contribué à la construction de l'empire Inca : les graines natives et peu à peu les graines naturalisées, ont occupé une place prépondérante dans le développement de notre civilisation.

Au commencement comment a-t-on mangé les graines ?

• Sans doute broyées avec les dents, macérées dans l'eau et consommées en bouillies plus ou moins liquides et plus ou moins fermentées.
• Plus tard écrasées entre deux pierres avant l'utilisation.
• Enfin dans l'attente du procédé à meules rotatives, traitées par pierre à moudre et molette.

Approche des graines germées

a) L'homme préhistorique a remarqué que les graines après trempage :
• S'écrasaient plus commodément.
• Cuisaient facilement.
Par suite des semences crues oubliées dans un récipient conservant bien l'humidité ont pu germer… involontairement.

b) Afin d'obtenir un départ de végétation plus dynamique, quelque ancêtre de nos sélectionneurs, grainetiers — après déterrage de graines fraîchement semées et leur observation — a pu être tenté par des essais de plantation in vivo à base de graines prégermées.
Par la suite, ★ en considérant que l'ingestion de ces nutriments favorisaient la digestion chez l'homme, la lactation de la nourrice, la ponte chez les galinacées, l'absence de stérilité du grand ou petit bétail, etc… l'application de la germination devint habituelle en certains points du globe. Par ailleurs, il a fallu attendre qu'une lente évolution permette cette ouverture.
La germination naturelle ne se faisant pas sans support poreux, donc fragile — vannerie, terre crue ou cuite et pierre tendre —, il ne demeure pratiquement aucune trace spécifique des moyens de germination les plus anciens.
« Pour déterminer ce qui a pu se passer jadis dans un espace de civilisation aujourd'hui avancé, il n'est que d'étudier les démarches développées chez des peuples — ayant conservé un temps les techniques du passé —, dont nous avons une connaissance précise ». Par voie de conséquence : le trou maçonné en terre crue de plus d'un mètre de diamètre, selon le tracé ci-dessous et destiné en Haute-Volta à la germination du mil, était peut-être le prédécesseur de nos malteries modernes.

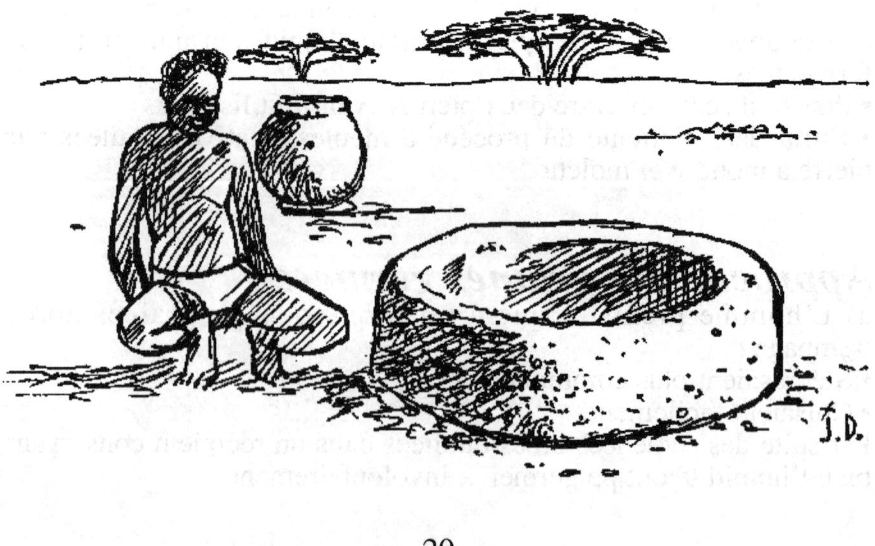

PETITE HISTOIRE DE LA GERMINATION

La culture et la consommation de graines germées ou prégermées est très ancienne. Cette affirmation est prouvée journellement par l'étude des peuples jouissant d'un long passé.

Exemples :

• Le Shen Nong Bencao Jing, la première pharmacopée chinoise, qui semble dater du IIIe siècle mentionne le soja germé. Au sens précis du terme, cette légumineuse est le véritable soja et se nomme soybean ou glycine max, le nom populaire étant soja jaune. Le soja devait être trempé dans l'eau, laissé germer, pelé, séché à l'ombre avant d'être utilisé. Bien que l'on lui trouvât un goût doux, sucré, nature, ★ le soja, en ces temps anciens, n'était pas considéré comme un aliment mais uniquement comme un remède conseillé contre les douleurs articulaires, les crampes musculaires, les embarras gastriques, favorisant la digestion et étant anti-œdémateux.

• Li Shizen, explorant 2000 années de pharmacopée chinoise, rédigea en fin du XVIe siècle, le monumental Bencao Gangmu, dans lequel

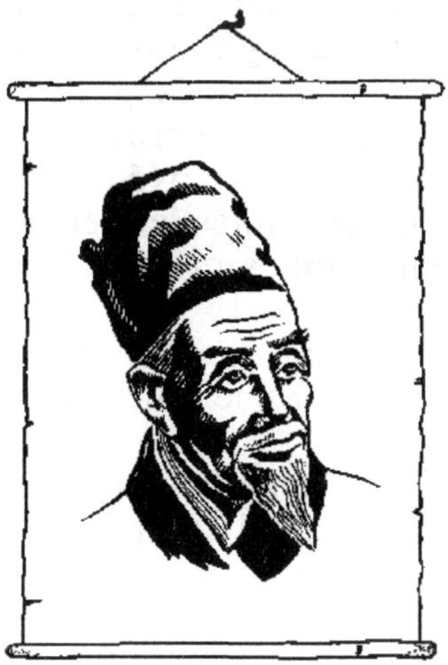

il reprit ces informations, traitant également d'une espèce alimentaire inconnue des anciens et qui pour des raisons de réalités botaniques, ne peut être considérée exactement comme un soja : le vigna radiata ou phaseolus mungo, mung bean, green gram, haricot mungo, etc..., soja vert en langage populaire. ★ Li Shizen trouvait que seule cette sorte de soja, dont le grain possède une jolie pousse blanche, était agréable à consommer crue, il mentionna son utilisation comme désintoxiquant de l'alcoolisme et des effets de l'ébriété.

• Le *neïdeh*, pain égyptien fait de blé germé et cuit, additionné de farine, décrit par Abd Allatif, médecin de Bagdad vers 1200.

• La *tamiah* égyptienne à base de fèves prégermées.

• Relevé dans « Histoire de la Nation Egyptienne », édition de 1931, *«...Le fellah dont la sobriété n'a d'égale que son endurance au travail consomme le soir un plat de fèves, de riz, de lentilles... ou de luzerne. Sinon des salades de graines, des pastèques, des dattes...»* Ces graines de céréales et de légumineuses trempées à l'avance étaient donc prégermées.

• Le *foul* également oriental, plat du pauvre comme du riche est composé de grosses fèves brunes, gonflées par prégermination, puis longuement mijotées et relevées d'huile, sel, citron et quelquefois de cumin, tomates, ail ou oignon.

• L'ethnologue Corneille Jest rapporte que dans les communautés de langue thibétaine du Népal, dont les villages sont répartis dans des vallées entre 3600 et 4000 m d'altitude, la *tsampa*, base de nourriture — soupes, bouillies, boulettes et gâteaux dans les rituels religieux —, est préparée avec de l'orge prégermée, grillée et moulue.

• En Asie du Sud-Est, le soja vert germé est consommé en crudité ou légume. Le soja jaune sera employé en légume et en produits à base de grains écrasés ou spécialités fermentées.

• D'autres denrées sont établies grâce à l'ensemencement de riz avec du blé germé.

• Chinois et Japonais utilisent le soja jaune germé ou prégermé pour obtenir un lait végétal d'une valeur nutritive exceptionnelle, très assimilable et digeste.

Le *lait de soja* réalisé par le philosophe chinois Whai Nain Tze bien avant l'ère chrétienne, a été cité plusieurs fois en Europe par les auteurs agricoles et médicaux.

• Déjà en 1782, Young observait que les graines germées acquéraient des propriétés antiscorbutiques.

• Le naturaliste Louis-Augustin-Guillaume Bosc, cité par « *Le bon jardinier* », édition de 1873, a rappelé que : «... *les anciens avaient l'habitude de faire germer les lentilles avant de les faire cuire, pour développer leur principe sucré.* »
• A. Maurizio précise dans « *L'histoire de l'alimentation végétale* » que des textes mentionnent en ancienne Babylonie [(1)] la fête de la dégustation du malt — grain de céréale en germination —. « *On y mangeait du malt, ce malt même auquel revient tant d'importance dans la fabrication de la braga et d'autres décoctions ... Les anciens peuples de l'Egypte et de la Babylonie trouvèrent le moyen d'enrichir leurs pâtes en sucre par l'adjonction de malt...* »
• En Afrique, depuis des siècles les *bières de mil*, au moût frais, sont élaborées à partir de ces grains germés.
• Dans certaines régions de l'Inde, les légumineuses germées sont une composante courante de l'alimentation, dans le sud du pays, les pois chiches germés demeurent on ne peut plus populaires.
• Hernán Minder consigne que des peuples primitifs de civilisation andine, ont pratiqué la germination des graines et leur consommation. Adaptée, cette pratique survécut, un temps, à la conquête. Comme preuve le refrain d'un villancico — chanson de Noël — traditionnel, entendu à Concepción, Chili :

harina le traigo, para la comida, triguito brotado, y albahaca florida

« Je vous apporte de la farine pour faire un repas,
du blé germé et du basilic fleuri ».

Ce quatrain fait état de la coutume de manger du blé germé en mets de choix, car le poète anonyme ne possèdant ni myrrhe, ni encens, se doit de faire cette offrande à l'enfant qui vient de naître.
• Une coutume intéressante est toujours d'actualité en Provence. Elle consiste dès la Sainte Barbe à faire germer du riz pour décorer les crêches de Noël • Les Mapuches du Chili — population farouchement attachée à ses racines — fabriquent toujours une *boisson rituelle* à base de maïs prégermé.
• Les céréales germées sont considérées comme formant une partie essentielle de la *nourriture des Hounzas*, peuple longtemps réputé pour sa bonne santé et sa longévité.
• Lors des voyages d'exploration, ★ l'équipage du Capitaine Cook,

(1) La Babylonie, partie inférieure de la Mésopotamie entre Tigre et Euphrate comprenait le pays de Sumer dont la civilisation était basée sur le blé.

fut préservé ou guéri du scorbut, grâce au fameux *cocktail* sans alcool qu'il recevait en boisson — une part d'orge germée + trois parts d'eau bouillante + du miel —.

Aujourd'hui, en Occident, les céréales germées servent principalement à la confection du malt et de tout ce qui s'y rapporte : boisson, levure de boulanger, farine maltée [1], confiserie. Voir recette de l'extrait de malt d'orge, page 57 —.

• Inspiré par les récits de voyageurs de retour d'Extrême-Orient, un industriel avait au début du siècle équipé au lieu-dit « Les Vallées », dans la banlieue parisienne, une usine, la Casé Sojaïne où l'on traitait rationnellement le soja prégermé pour faire soit du lait frais, soit du lait fermenté ou du fromage. Elaborés et commercialisés en ce temps à cause de leur faible coût, aujourd'hui ces produits du soja sont considérés en Occident d'une valeur diététique similaire à celle du lait de la vache sans en avoir les inconvénients. Leur utilisation est croissante.

• Jusqu'à l'apparition des granulés, les grains germés ont été utilisés comme apport immédiat d'éléments nutritifs destinés aux animaux. Des « coulonneux » du Nord de la France utilisent encore ce procédé pour nourrir les pigeons voyageurs avant leur envol.

• Dans les pays industrialisés, on a redécouvert et perfectionné depuis peu cette forme d'alimentation naturelle. Ce regain de popularité apporte un plaisir nouveau dans les cuisines et sur la table des personnes averties.

La renaissance de l'utilisation des semences germées est remarquable, elle semble nécessitée par un besoin de réforme, exemple : remplacement des vitamines synthétiques au bénéfice des vitamines naturelles, mais peut-être aussi par un besoin d'approche de la nature dans les grandes métropoles.

Le germoir simule le jardin intérieur, qui produira dans l'espace de quelques jours, sans tutelle chimique, sans intermédiaire et sans difficultés, une bonne récolte, une intéressante moisson si, du moins, on a la main verte, et que l'on dispose d'air, d'eau et de quelques centimètres carrés, sur une table de cuisine, sur le bord d'une fenêtre, au bureau, à l'école... ou dans la cabine d'un voilier qui traverse les océans.

---

(1) Une adjonction de farine maltée améliore la farine panifiable, les années où le blé récolté n'a pas une haute valeur boulangère. Les personnes qui fabriquent leur pain peuvent utiliser ce procédé pour aider la pâte à lever plus facilement.

ACTE 2
LES GRAINES GERMÉES, POURQUOI ?

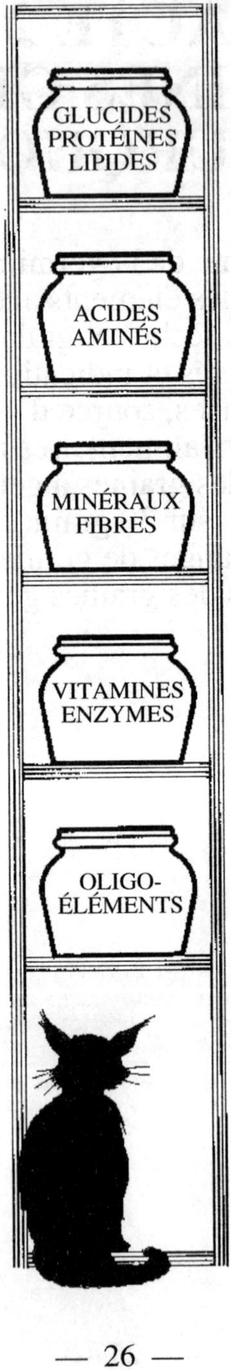
GLUCIDES
PROTÉINES
LIPIDES
ACIDES
AMINÉS
MINÉRAUX
FIBRES
VITAMINES
ENZYMES
OLIGO-
ÉLÉMENTS

BIOCHIMIE DE LA GERMINATION

La germination induit des modifications aux propriétés physico-chimiques des graines, accroît la valeur nutritionnelle et la disponibilité des semences alimentaires.

Avant la germination, les graines sont une source exceptionnelle de :

- Nutriments de réserve énergétiques : polysaccharides — glucides naturels ou hydrates de carbone —, lipides et protéines.
- Vitamines.
- Sels minéraux et oligo-éléments.
- Enzymes diverses.
- Fibres alimentaires.

Dès les premiers jours de la germination, les semences contiennent tous les éléments nécessaires à des métabolismes actifs tels :

- Des sucres simples issus de l'hydrolyse des polysaccharides : — amidon, cellulose — dont les glucose, fructose, saccharose… qui demandent moins d'efforts de la part de l'appareil digestif et sont directement assimilables par l'organisme. Ces sucres simples ont pour effet de libérer très vite l'énergie dans le corps.
- La constitution de nouvelles membranes des cellules en division active, par la dégradation puis la néosynthèse des lipides.
- Des acides aminés libérés ou synthétisés suite à l'hydrolyse des protéines de réserve.
- La qualité, la quantité et la biodisponibilité des vitamines sont accrues.
- Des éléments minéraux tels des macro et oligo-éléments dont la biodisponibilité est en augmentation.
- De nouvelles enzymes issues de l'hydratation de molécules existantes ou d'une synthèse dans des tissus particuliers, exemple : couche à aleurone des céréales.
- Des fibres, surtout contenues dans les enveloppes qui, inertes, ne sont pas hydrolysées.
- Une diminution notable des facteurs antinutritionnels que l'on rencontre dans certaines légumineuses.

DÉFINITION DES ÉLÉMENTS ACTIFS CONTENUS DANS LES GRAINES SÈCHES ET LES GRAINES GERMÉES

GLUCIDES :

Composés de d'hydrates de carbone, d'hydrogène et d'oxygène, les glucides constituent des substrats naturels caractérisés par leur fonction réductrice. Un réducteur est une substance qui en transforme une autre en produit plus simple demandant moins d'effort de la part de l'appareil digestif.
En matière de glucides, on distingue les oses qui sont des sucres simples et les osides qui, par hydrolyse donnent un nombre plus ou moins grand de molécules d'oses identiques ou différentes.
Parmi les oses, citons le glucose, le fructose, le mannose... qui sont des sucres libres dans la graine sèche. Et le saccharose, le lactose, le maltose et le cellobiose seulement présents après l'hydrolyse résultant de la germination. Ainsi le maltose provient de la dégradation de l'amidon présent dans les cotylédons des exalbuminés et dans l'albumen des albuminés ; le cellobiose provient de la dégradation de la cellulose.
Les sucres naturels sont des aliments énergétiques.

LIPIDES :

Substances très peu solubles dans l'eau parmi lesquels des lipides dits neutres tels les glycérides — ester d'acides gras — et de lipides dits chargés ou polaires tels les phospholipides — constituants importants des cellules vivantes animales ou végétales —. Ces composés sont indispensables à la vie cellulaire : les phospholipides sont ainsi, avec les protéines structurales et enzymatiques, les constituants structuraux des membranes [1]. Leur dégradation au cours de la germination permet la constitution des nouvelles membranes des cellules en division active. Les glycérides sont très énergétiques.

PROTÉINES :

Matériaux de construction.

Macromolécules polymères d'acides aminés, elles sont des constituants généraux et indispensables de tous les organismes vivants. Elles jouent un rôle fondamental dans la structure morphologique de la cellule — voir plus haut leurs liaisons avec les phospholipides — mais aussi dans les fonctions dynamiques : catalyse enzymatique, régulation métabolique, motricité, etc... Leur hydrolyse [2] par des enzymes contenues dans les graines et nommées protéases donnent naissance à des peptides [3] et enfin à des acides aminés.

Les principales sources d'apport protéique se trouvent dans les légumineuses et céréales. Elles représentent la plus importante source mondiale de protéines et celles dont le rendement de production est plus élevé par unité de terrain. Pour une large part, ce sont elles qui apporteront une réponse concète au futur approvisionnement de la planète. Voir ci-dessous le tableau comparatif de rendement d'après Catron (1975). Thèse de Richard Twei-Ming. BAU, 1987.

Source de protéines	Kg de protéine/ha	*Nbr de personnes recevant 42 g de protéines
soja	264	6286
maïs	146	3476
blé	81	1929
lait de vache	44	1048
viande bovine	26	619

* Ration journalière de protéines, nécessaire par adulte — poids moyen 70 kg —, calculée sur la base de 0,6 g de protéines par kg de poids : 70 x 0,6= 42 g

(1) Membrane : mince couche de tissus qui enveloppe un organite, qui tapisse une cavité ou un conduit naturel : muqueuses, etc...
(2) Hydrolyse : Décomposition chimique d'un corps par fixation d'eau. La digestion des lipides, protéines et sucres relève d'un tel phénomène.
(3) Peptide : substance protéique formée d'un nombre restreint d'acides aminés.

ACIDES AMINÉS :

Les précieux acides aminés entrent dans la composition des êtres vivants (supports architecturaux des tissus, plasma sanguin...).
Peu présents à l'état libre dans les cellules, ils émanent pour l'essentiel de l'hydrolyse des protéines ou d'une synthèse. Actuellement 19 acides aminés [(1)] rendent compte de la structure de la presque totalité des protéines. De par leur nécessité et leur localisation précise dans les protéines, la plupart sont essentiels à la vie cellulaire. La lysine, par exemple, que l'on trouve dans le germe de maïs, est nécessaire au développement du corps humain, le déficit en arginine conduit à la stérilité, celui en tryptophane à la cataracte — par dénutrition —, etc...

LES VITAMINES :

Principes vitalisants.
Molécules solubles dans l'eau ou les lipides, elles sont indispensables à la vie cellulaire. Les végétaux synthétisent ces molécules ce que les animaux ne peuvent réaliser d'où la nécessité absolue de l'ingestion de végétaux.
Présentes à de très faibles doses, elles agissent en participant à des activités enzymatiques du métabolisme de base, en fixant de l'oxygène actif, ou en se comportant comme des protéines de structure — rétinol dans les bâtonnets de la rétine —. Elles ne sont pas ou très peu transformées après ingestion. Leur carence intervenant généralement par suite d'une nourriture déséquilibrée — pouvant entraîner des troubles ou des maladies graves — sera comblée par l'adjonction de graines germées dans une alimentation végétarienne variée. C'est-à-dire en utilisant en abondance les vitamines dans leur milieu naturel, associées entre elles et aux acides aminés, minéraux, ferments et autres produits encore inconnus que les semences renferment.
Autant que de fruits et de légumes, il faut varier le choix des graines utilisées, sur une base blé, soja, lentilles, les carences vitaminiques étant rarement dues au manque d'une vitamine isolée. On a signalé aussi des troubles dus à la « survitaminose ou

(1) Lysine, Histidine, Arginine, Acide aspartique, Thréonine, Sérine, Acide glutamique, Proline, Glycine, Alanine, Méthionine, Cystéine, Valine, Isoleucine, Leucine, Tyrosine, Phénylalanine, Asparagine, Tryptophane...

hypervitaminose ». Précisons qu'un excès de vitamines n'est préjudiciable à l'organisme que lorsqu'il a pour origine des vitamines de synthèse et non les vitamines des aliments naturels. On peut être malade en respirant un air conditionné, reconstitué, trop riche en oxygène par exemple, mais par contre on ne souffrira pas de cette richesse en oxygène si on respire à l'air libre, l'air naturel.

VITAMINES EN AUGMENTATION OU RENDUES PLUS DISPONIBLES PAR LA GERMINATION	
Azukis	**B1 - B2**
Fenugrec	**B1 - B2 - B3 - B6 - B8 - B12 - C**
Lentilles	**A - B1 - B2 - B12 - C - E**
Luzerne	**A - B1 - B2 - B3 - C - D - E - F - K - U**
Pois chiches	**B1 - B12 - C**
Soja jaune	**B1 - B2 - B3 - B6 - B9 - B12 - C - E - H - K**
Soja vert	**B1 - B2 - B3 - B6 - C - H**
Avoine	**B1 - B2 - B3 - B6 - C**
Blé	**A - B1 - B2 - B3 - B6 - B9 - C - E**
Maïs	**B2 - B3 - B5 - B6 - B9 - C- E**
Millet	**A - B1 - B2 - C**
Orge	**B1 - B2 - B3 - B6 - B12 - C**
Riz	**B1 - B2 - B3 - B6 - C - PP**
Sarrasin	**B1 - B2 - B5 - P**
Seigle	**B - C - E**
Sésame	**A - C- E**
Tournesol	**B - C - E**
Carotte	**A**
Cresson	**A - B1 - B2 - C**
Radis	**A - B1 - C**

MINÉRAUX [1] :

Reminéralisants

Ceux-ci apportent des anions [2] et des cations [3] indispensables au bon fonctionnement cellulaire. Selon la concentration nécessaire à ce dernier, on reconnait :

• Les macroéléments, éléments minéraux des végétaux à des concentrations comprises entre quelques milligrammes et quelques centigrammes de matière sèche. Ce sont l'azote, le magnésium, le phosphore, le soufre, le potassium, le calcium, le sodium, le chlore et le silicium.

• Les microéléments ou oligo-éléments, éléments minéraux présents chez les végétaux à des concentrations inférieures au milligramme. Ce sont le fer, le zinc, le fluor, le cuivre, l'iode, le cobalt, le manganèse et le molybdène.

ENZYMES (ferments) :

Catalyseurs protéiques de toutes les réactions chimiques de la cellule, ces macromolécules sont indispensables à la vie cellulaire. Peu présentes dans la graine sèche, elles apparaissent lors de l'imbibition. Le plus souvent ces enzymes sont induites, c'est-à-dire néo-synthétisées dans des tissus ou organites particuliers. Elles sont alors indispensables à la dégradation des macromolécules de réserve, donc à l'apparition sous forme libre de sucres, d'acides aminés, de nucléotides [4], d'acides gras, etc…, composés que l'on ingère en s'alimentant. La plupart de ces enzymes ne sont pas utilisées telles quelles par l'organisme mais sont dégradées en acides aminés.

Sans ces biocatalyseurs contrôlant les réactions métaboliques qui

---

(1) Non seulement les vitamines et sels minéraux doivent être transmis à l'homme par le végétal, mais encore c'est seulement dans ce végétal qu'ils se trouvent en proportions harmonieuses et en associations synergétiques. Une vitamine peut en activer une autre. La présence d'un corps minéral peut être indispensable à l'utilisation d'une substance voisine. On entrevoit maintenant la complexité du phénomène de la calcification, et l'on commence à admettre la vanité des apports de substitution.

(2) Anion : ion à charge négative qui dans une électrolyse, se dirige vers l'anode.

(3) Cation : ion positif qui se porte à la cathode dans l'électrolyse.

(4) Nucléotide : constituant de la cellule vivante formé d'un sucre uni à une base putique ou pyrimidique et associé à l'acide phosphorique.

ont lieu dans notre corps, pas de digestion possible, puisque celle-ci s'opère par fermentations successives. Certains ferments interviennent pour dissoudre les aliments, d'autres sont des catalyseurs [1] agissant sans se détruire, par leur seule présence, suffisante pour assurer la modification de certains corps insolubles. Enfin les ferments-levures terminent la transformation des divers éléments de l'alimentation, les orientent aux endroits appropriés et les y fixent. L'augmentation de la teneur en ferments dans notre organisme est d'autant plus indispensable qu'à mesure que nous vieillissons, nos propres synthèses d'enzymes ont tendance à diminuer. Ces ferments, les graines germées nous les apportent.

FIBRES ALIMENTAIRES :

Constituées essentiellement de polysaccharides [2] divers dont la cellulose, ces macromolécules ne sont présentes que chez les végétaux : fruits, légumes et graines. Elles sont ingérées telles quelles et leur hydrolyse aux fins d'utilisation s'opère non pas dans l'estomac mais dans l'intestin, grâce à notre abondante flore intestinale. Les fibres non dégradées servent de trame aux déchets alimentaires et permettent un meilleur transit intestinal.

Une alimentation pauvre en cellulose conduit à l'appauvrissement de la flore bactérienne et à la constipation. *« La plupart des maladies n'ont d'autre point de départ que la constipation. L'accumulation des matières dans le colon entretient un milieu malsain propice à toutes les corruptions : migraines... vieillissement précoce... cancer du colon... »* (Des plantes contre la constipation, Raymond Dextreit, Editions Vivre en Harmonie, Saint Ouen l'Aumône 1995).

« ★ La réduction des fibres alimentaires indigestibles produite par la germination est un fait important car, ingérées en grande quantité, les fibres agissent sur l'absorption intestinale des nutriments (Bau et al., 1983; Reinhold et al., 1976), *ainsi que sur les équilibres métaboliques et hormonaux. »* (Villaume et al, 1984; Beck et Villaume, 1987)

---

(1) Un catalyseur déclenche et surtout accélère une réaction bio chimique.
(2) Polysaccharides : glucides naturels formés par la condensation de plusieurs sucres simples.

VITAMINES, PROPRIÉTÉS ET INDICATIONS PARTICULIÈRES

Les nutritionnistes ont découvert les graines sèches et les graines germées riches en toutes sortes de vitamines, chacune d'elles possédant ses propres caractéristiques.

VITAMINE A (rétinol). Dite de croissance, anti-infectieuse, anti-xérophtalmique.
Equilibre les échanges de la construction cellulaire. Contribue à la nutrition des parties les plus solides de la structure du corps, comme les os, les cartilages, les parties cornées et velues, les canaux sanguins, les parties résistantes des organes digestifs et de la peau ainsi que la graisse. Agit sur l'hypophyse. Conditionne la croissance, par action freinatrice sur la glande thyroïde. Maintient l'intégrité de l'épithélium — peau, muqueuse respiratoire —. Joue un rôle général dans le développement des tissus. Contribue à la rénovation de la cellule rétinienne. Antiseptique naturel, s'oppose à la prolifération microbienne sur les muqueuses respiratoires et génitales.
La carence de vitamine A peut amener : prédominance surrénalienne, hypothyroïdie et surtout hypofonction génitale, également troubles visuels — héméralopie —, sécheresse de la conjonctivite oculaire —xérophtalmie —, altération de la cornée, amaigrissement par dénutrition, atrophie des cellules de la peau et des muqueuses, friabilité des ongles, malformation du fœtus pendant la gestation, arrêt de la croissance. Le carotène ou provitamine A prévient l'avortement, peut être transformé, par le foie, en vitamine A.

VITAMINE B1 (thiamine).
Préside à l'équilibre nerveux, essentielle au métabolisme des glucides, contre la constipation et le béri-béri. Aide les enzymes à rendre possible aux cellules l'absorption de l'oxygène. Sa présence est nécessaire pour assurer l'oxydation des hydrates de carbone et aider au bon fonctionnement du cerveau et des muscles.

VITAMINE B2 (riboflavine).
Participe à la respiration des tissus. Carence : gerçures des lèvres, dilatation des capillaires de l'œil avec sensation de brûlures et démangeaisons. Agit sur la vision.

VITAMINE B3 (PP, niacine, nicotinique).
On classe le maïs et l'avoine comme de pauvres sources de niacine, le riz et l'orge comme en étant d'excellentes et le blé entier comme la meilleure source parmi les céréales de base. Son absence ou sa carence se manifestent par : crevasses, ulcères, pellagre, aphtes récidivants, certains lupus, troubles de la digestion et de la nutrition, du système nerveux et de la peau, maladie de Gee — infantilisme intestinal —, déséquilibre musculaire.

VITAMINE B5 (acide pantothénique).
Exerce une action stimulante et protectrice sur peau, muqueuses, ongles, poils — croissance et pigmentation —, cellules du foie, dont la carence provoque troubles du foie, dégénérescence des muqueuses respiratoires et gastro-intestinales. Les légumineuses contiennent 2 à 3 fois plus d'acide pantothénique que les céréales. La germination augmente la teneur en B5 des céréales mais pas de la plupart des légumineuses.

VITAMINE B6 (pyridoxine).
Essentielle au métabolisme des protéines et de l'hémoglobine. La carence en vitamine B6 occasionne des troubles cutanés, digestifs, hématologiques et neurologiques pouvant conduire à des convulsions et polynévrites. La vitamine B6 participe avec la vitamine E, à la synthèse du magnésium. Une germination de 2 à 5 jours élève généralement la teneur en B6 de plus de 50 % pour les graines comestibles.

VITAMINE B9 (acide folique).
Une carence, sans doute consécutive à une maladie du tube digestif, peut être à l'origine d'une anémie mégaloblastique, surtout pendant la grossesse.

VITAMINE B12 (cobalamine).
La carence de cobalamine atteint plus particulièrement des personnes souffrant de malnutrition. Elle est réduit les risques d'anémie générale, d'anémie juvénile, troubles nerveux, psychiatriques, pancréatiques, mucovisidose — première cause d'insuffisance pancréatique chez l'enfant —, problèmes biliaires ou gastriques .
La B12 est sécrétée par la bile ou synthétisée par la flore intestinale. Le malt d'orge, les lentilles, pois, pois chiches et fenugrec germé sont favorables à sa formation.

VITAMINE H, VITAMINE B8 (Biotine).
Substance organo-soufrée appartenant au groupe des vitamines B. Vitamine antiséborrhéique. C'est également un facteur de croissance nécessaire à de nombreux organismes. Deux à cinq jours de germination doublent la teneur en biotine des céréales comestibles ainsi que des légumineuses. La teneur moyenne en biotine d'une graine non germée est à peu près 0,48 mg/g et d'une graine germée d'environ 1 mg/g.

VITAMINE C (acide ascorbique).
Son rôle protecteur est bien connu. Elle assure notamment une meilleure résistance au froid et devant les agressions bactériennes, stimule les fonctions enzymatiques du foie et transforme le cholestérol en acides biliaires, se comportant ainsi en agent de régulation. Elle prévient par ailleurs la formation de certaines formes de l'acide anthranilique, présent dans l'urine des fumeurs et précurseur du cancer de la vessie.
L'absence ou la carence détermine : scorbut — tuméfaction et hémorragie des gencives, chute des dents, rupture de vaisseaux sanguins —, liquéfaction de la substance intercellulaire maintenant la cohésion des cellules dans les tissus organiques, hémorragies diverses, notamment dans les articulations, celles-ci peuvent

occasionner, à la fin de l'hiver, des douleurs ressemblant à celles des rhumatismes, maladies du sang, dystrophies osseuses et dentaires, affections du tube digestif, tuberculose, faiblesse musculaire, asphyxie cellulaire —exemple : cellulite —, insuffisance des surrénales et du lobe antérieur de l'hypophyse. La mortalité due aux maladies + la malnutrition durant la première guerre mondiale ont accéléré des études pour établir quels nutriments pourraient servir aux combattants afin d'éliminer le scorbut. Par suite en Inde, ★ Greig (1917) confirme la valeur particulièrement antiscorbutique des pois, lentilles, pois chiches germés.

VITAMINE D (calciférol).
Facteur d'utilisation rationnelle du calcium et phosphore, la vitamine D réside, dans l'organisme, à l'état potentiel. Elle ne devient vraiment active que lorsqu'elle est complétée — ou valorisée — par un principe voisin, résultant de la transformation de certaines substances sous l'effet des radiations solaires.
Recommandée dans : rachitisme, tétanie, ostéomalacie, spasmophilie, engelures, croissance difficile, prédisposition aux caries dentaires. Influe sur les parathyroïdes. Son défaut provoque un développement anormal du tissu cartilagineux de l'os et il ne se fait pas de cellules osseuses.

VITAMINE E (tocophérol).
Conditionnant le développement sexuel, cette vitamine agit également sur l'hypophyse et la thyroïde ; elle intervient, d'autre part, dans la division et les oxydations cellulaires. Sa carence peut être à l'origine de stérilité ou d'impuissance — avec intervention d'autres facteurs — de déficience des glandes génitales, de diminution de l'activité neuro-musculaire, de troubles d'oxydations des graisses, d'anomalies anatomiques, de prurit vulvaire, certains eczémas et ulcères variqueux avec sclérose. Chattopadhyay et Banerjee ont signalée des augmentations de 25 % de teneur en tocophérol pour 7 plantes légumineuses et 3 céréales après 4 jours de germination.

VITAMINE F (acide linoleique et alpha-linoléique).
Cet acide gras non saturé est un élément de croissance et de régénération de l'épiderme.

VITAMINE K (phylloquinone).
Intervient dans le métabolisme du fer. Antihémorragique, cette vitamine est nécessaire contre l'hémophilie et toutes prédispositions aux hémorragies. Son absence peut provoquer l'anémie et une diminution de la coagulabilité sanguine.
Certaines fermentations bactériennes du côlon entretiennent chez l'homme une source de vitamine K, alors que l'intestin du nouveau-né en est à peu près dénué : d'où la fréquence, chez le nourrisson, d'hémorragies dues à la carence de vitamine K. Il y a donc nécessité, dans l'allaitement artificiel, d'ajouter du jus d'orange, de tomate et aussi de légumes verts, en cas de saignements fréquents. Dans l'allaitement maternel, la vitamine K est retransmise au nourrisson par le lait de la mère.
Cette vitamine n'étant active qu'en présence de la bile dans le tube digestif, il y a lieu de rechercher les végétaux favorables au foie.

VITAMINE P.
Cette vitamine assure une action de contrôle de la résistance et de la perméabilité des vaisseaux — capillaires, surtout — qu'elle contribue à tonifier et assouplir. Sa carence peut se trouver à l'origine d'hémorragies des nouveaux-nés, des tuberculeux, des hépatiques ; également d'œdèmes et de certains phénomènes oculaires où la résistance des capillaires rétiniens s'abaisse — hémorragies rétiniennes —.

VITAMINE PP.
Participe à la fourniture de l'énergie dans toutes les réactions métaboliques de l'organisme.

VITAMINE U.
Facteur protecteur des muqueuses digestives, elle participe aussi à la synthèse des protéines et favorise les cicatrisations. Très fragile, elle est détruite par la cuisson.

Pour plus d'informations sur les acides aminés, sels minéraux, vitamines, ferments, oligo-éléments et fibres, carences principales et remèdes naturels correspondants, voir La Méthode harmoniste, R. Dextreit, Editions Vivre en Harmonie, St Ouen l'Aumône, 1996.

LES GRAINES GERMÉES, SOURCE D'ALIMENTATION ET COMPLÉMENTS ALIMENTAIRES NATURELS

Les graines germées participent à la lutte contre la malnutrition. Accompagnant une nourriture saine, elles apportent satisfaction aux exigences immédiates autant qu'aux besoins préventifs

Lors de cas limite d'isolement ou de survie, voyages au long cours, spéléologie, cités sous-marines, expéditions interplanétaires, sinistres, carences protéino-énergétiques, régions où sévit la disette (1), les semences germées, réservoirs d'énergie alimentaire, importantes fabriques de nutriments, peuvent être utilisées en plat principal, voire en plat unique.

Dans la vie quotidienne, un régime exclusif ou peu s'en faut de graines germées, deviendrait astreignant et pourrait occasionner à la longue une perte de l'appétit.

Riches en vitamines et enzymes, contrepartie de la cuisine fast-food pauvre en éléments vivants, compléments alimentaires naturels, objets de cure ou protéines de substitution aux protéines animales (2) en association avec une bonne cuisine végétarienne, fruits, légumes, produits laitiers, elles seront consommées chaque fois que possible, sous les présentations les plus diverses : crudités, plats cuits ou leur accompagnement, sandwichs, etc…

---

(1) D'un coût de production, de transport, de stockage raisonnable grâce aux mécanismes, les graines alimentaires à germer ou non, pourraient être offertes à nos contemporains défavorisés. Dans l'attente qu'ils soient en mesure de les produire eux-mêmes grâce aux techniques autochtones — dès lors où elles ne seront plus prises pour des symboles de sous-développement... —.
(2) Incriminées dans certaines maladies dites de surcharge.

TABLE DES GRAINES À GERMER

et temps moyen de germination, exprimé en journées, pour qu'elles puissent être consommées.

LÉGUMINEUSES	
Azukis	4
Fenugrec	3
Lentilles	3
Luzerne	3/5
Petits pois	3
Pois chiches	3
Soja jaune	3/4
Soja vert	3
Trèfle	2

CÉRÉALES	
Avoine	3
Blé	3
Epeautre	3
Maïs	5
Millet	3
Orge	3
Riz (cargo)	3/5
Sarrasin (polygonacée)	3
Seigle	3

ALIACÉES	
Oignons	6

OLÉAGINEUX	
Sésame	5
Tournesol	3

MUCILAGINEUX	
Cresson	3
Lin	3

OMBELLIFERES	
Carotte	2
Céleri	3
Fenouil	3
Persil	12

CRUCIFERES	
Moutarde	2
Radis	2

INFORMATIONS SUR 30 GRAINES A GERMER

Utiliser chaque fois que possible des graines provenant de « culture bio », sinon qu'elles soient au moins non traitées après récolte.
Ce qui importe, c'est que le phénomène de germination se produise, privilégier les cycles courts de germination plutôt que de prolonger exagérément l'attente au delà des temps moyens indiqués page 40.
Trente semences dont les noms sont inscrits dans la *« Table des graines à germer »*, page 40, sont consommées régulièrement — voir recettes —, ou ont été testées par l'auteur et ses proches.
Qu'il soit permis de conseiller au lecteur de ne pas s'écarter de cette liste dûment éprouvée dans le temps et dans l'espace et d'être prudent quant aux découvertes récentes de nouvelles graines miracles.

Par ses propriétés et sa grande facilité d'emploi, le blé se situe en tête des grains à germer, suivi de près par les sojas, les lentilles, l'orge, le fenugrec, le pois chiche, le cresson, la luzerne et le seigle.

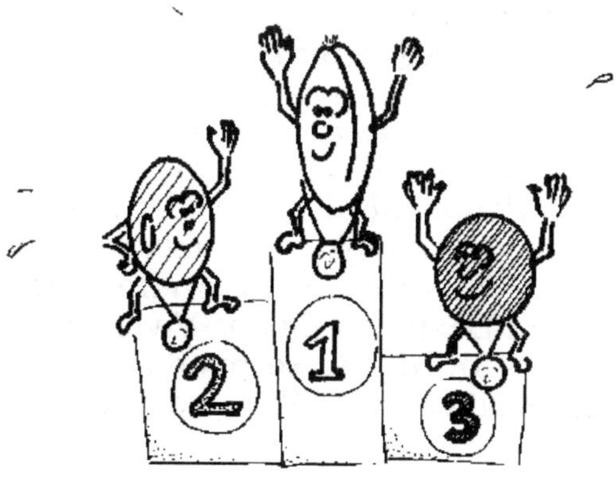

Bien prendre garde aux grains possédant des enveloppes dures, voire dangereuses, riz, épeautre, etc... Par exemple n'utiliser le paddy — riz à l'état brut —, que moulu ou en lait de riz.

Légumineuses

Bien que leurs propriétés soient confirmées, les légumineuses germées demeurent encore victimes des préventions liées dans le passé aux légumineuses sèches (1). Ces graines sont intermédiaires entre les céréales et les légumes.

Parcourant les paragraphes suivants, le lecteur jugera de la richesse en protéines, minéraux, vitamines, enzymes, fibres alimentaires... de ces aliments exceptionnels. Tout comme les fruits secs, les légumineuses sont très nutritives et constituent des concentrés alimentaires qu'il faut préparer avec soin, bien mastiquer et user modérément. Les époques où elles sont plus profitables sont celles où le corps ne reconstitue pas ses cellules : l'automne et l'hiver.

En plantation, les légumineuses sont bénéfiques aux jardins et aux champs : par l'intermédiaire des bactéries fixatrices d'azote — bacillus azo bacter, bacilius Truffauti, clostridiums divers —, elles assimilent directement l'azote atmosphérique et le fixent dans leurs tissus, à tel point qu'un terrain où des légumineuses ont été cultivées contient souvent plus d'azote après la récolte qu'avant la plantation.

Contrôle par la germination du non-vieillissement des légumineuses

• *« Elles sont parfois considérées comme toxiques par des doctrinaires, à cause des poisons uriques — purines — qu'elles seraient censées renfermer. Or, ces substances n'existent que dans les légumineuses, vieilles de plusieurs années... Rien ne justifie la méfiance à l'égard de ces conserves naturelles que la nature met à notre disposition pour la saison où la végétation est la plus rare. »* (Vivre Sain, Raymond Dextreit, Editions Vivre en Harmonie, Saint Ouen l'Aumône, 1992). **Si elle se produit normalement, la germination attestera du non-vieillissement des semences.**

---

(1) Cet état de chose n'est pas sans rappeler la défiance inexpliquée dont fut victime la pomme de terre depuis son introduction en Europe. Eléments d'évolution participant à la lutte contre la disette, après des années d'obscurantisme, le tubercule et la plante fourragère sont enfin reconnus par le grand public.

• La germination, la prégermination — trempage — permettent aux légumes secs de cuire aisément sans adjonction de soude ou de bicarbonate, cette pratique étant condamnable, car la destruction de la vitamine est rapide en milieu alcalin, de même d'ailleurs, que celle des sucs digestifs.
• Les flatulences associées à la consommation de quelques légumineuses et provoquées par des éléments peu digestes, sont évitées par la prégermination — trempage — ou mieux par la germination. (1)
• La germination entraîne une réduction partielle d'activité de l'inhibiteur trypsique — substance anti-nutritionnelle — que l'on rencontre surtout dans le soja jaune. Sinon et malgré tout, il sera nécessaire de bien le cuire ainsi que d'autres légumineuses — azukis, pois, pois chiches —, à l'exception des lentilles, de la luzerne, du soja vert mangés couramment crus et du fenugrec lorsqu'il est utilisé en aromate.

AZUKIS
Légumineuse réputée pour sa richesse en protéines, vitamines B1 et B2, fer, calcium et potassium. Cultivée depuis des siècles au Japon. Peut être utilisée en alternative au soja.

FENUGREC
Pline a parlé du fenugrec dont le nom « foin grec » indique clairement l'origine et la fonction. Les Grecs ont reçu cette légumineuse d'Egypte où sous le nom de « helbé », elle est utilisée comme remède, épice ou en semence dans l'alimentation humaine et sous forme de fourrage dans la nourriture animale. La graine est toujours cultivée et

(1) ★ Les glucides alpha-galactosides, générateurs de flatulences, sont caractérisés par des liaisons alpha-galactoside non hydrolysables par suite de l'absence d'activité enzymatique alpha-galactosidase dans la muqueuse intestinale de l'homme (Gitzelmann et Auricchio, 1968). La germination peut éliminer efficacement les alpha-galactosides. Une courte durée — 5 jours — de germination élimine 80,1 % des glucides éthanolosolubles. Les glucides éthanolosolubles des graines de soja sont essentiellement le saccharose, le raffinose, le stachyose et les monosaccharides. La dégradation du saccharose est plus rapide jusqu'à 96 h de germination, après laquelle environ 75 % sont déjà dégradés. Le stachyose se maintient le plus puisqu'il en reste 12 % après 48 h. Concernant les monosaccharides, le taux augmente avec la prolongation de la germination jusqu'à 96 h, ce qui s'explique par la dégradation cumulée du saccharose, du raffinose et du stachyose. Ce phénomène prouve que la germination peut éliminer efficacement les alpha-galactosides. « Effet de la germination sur les constituants chimiques et la valeur nutritionnelle des graines de soja », Richard Bau, C. Villaume, F. Giannangeli, J-P. Nicolas, L. Méjean, INSERM U 308, 1991.

largement utilisée en Egypte, Inde, Pakistan, Afrique du Nord…
Plusieurs siècles avant l'ère chrétienne, les traités romains d'agriculture ont célébré la légumineuse pour ses qualités médicinales.
Le docteur Leclerc place la graine de fenugrec dans les « stimulants généraux ». Elle contient une huile riche en lécithine, une saponine, des proportions notables de phosphore organique et de fer mais aussi de calcium, potassium, sodium et autres composants minéraux. L'analyse des protéines totales de la graine, 28 %, indique la présence d'acides aminés essentiels.
La graine germée — plus assimilable— ou sèche, contient les vitamines C et de nombreuses autres du groupe B.
Le fenugrec a été l'objet de nombreux travaux qui ont montré son importance comme agent stimulant et réparateur de tous les désordres du métabolisme général. R. Mignot, l'éminent phtisiologue, estime que son action se manifeste par le réveil de l'appétit, l'arrêt de l'amaigrissement, la reprise du poids et le retour des forces. Les professeurs Maurice Loeper et André Lemaire rattachent cette action sur la nutrition générale, à la richesse des semences de la plante en lécithine, en phosphore et en stérines. Son pouvoir adhésif explique sans doute son efficacité et son action sur la nutrition intime des cellules et sur les échanges intercellulaires.
Voila pourquoi une plante simple en l'espèce, le fenugrec, peut contribuer à remettre en ordre notre métabolisme.
Cet équilibre ne peut être entretenu que par une alimentation saine et vivante : ainsi le fer, le phosphore et la lécithine élaborés lentement par cette bonne petite graine, se fixeront doucement mais sûrement dans notre organisme, grâce à une décoction où le suivi alimentaire de semences germées.
Les extraits des graines germées contiennent de la méthionine, cet acide soufré indispensable à l'organisme humain, participant à la synthèse des protéines et composés organiques.
Les voyageurs retrouveront dans sa senteur particulière, un peu de l'orient et de ses marchés.Broyé, moulu, torréfié, le fenugrec qui s'associe bien au curry, rappelle la nourriture indienne. Germée, la graine aromatique sera un assaisonnement de choix dans un plat de semences germées de crudités ou dans un plat cuit. Elle améliore considérablement l'efficacité des protéines et bonifie les régimes à base de riz et de pois chiches. Il est à remarquer que dans la haute-Egypte, sans doute en contre saison, les jeunes pousses sont

toujours consommées par les Fellahs.
En agriculture biologique, le fenugrec fut redécouvert depuis peu par quelques pionniers du Sud-Ouest de la France. Pour ces agriculteurs, la région était en manque d'une plante qui fixerait rapidement l'azote atmosphérique, dans ses sols légers et argilo-calcaires.

LENTILLES :
Les lentilles, nourriture substantielle et agréable, facilement digeste, peuvent être consommées en purée, grains cuits, ou grains germés, dans ce cas elles donnent une note poivrée aux salades.
La richesse en fer des lentilles et leur influence heureuse sur la lactation sont proverbiales. Manganèse et vitamine C assurent une bonne répartition de tous les éléments nutritifs de la lentille dont les vitamines B1 et B2 président à l'équilibre nerveux et collaborent également à la nutrition générale.
La lentille est un aliment de haute valeur nutritive, Hérode consigne que les constructeurs de pyramides en usaient abondamment.
« De toutes les légumineuses, la lentille est celle qui renferme les proportions les moins élevées de substances indigestibles. L'amidon qu'elle contient est celui qui subit le plus complètement et le plus rapidement l'action des amylases pancréatiques et salivaires » (H. Leclerc).
D'après un rapport de Rohatgi et al. : *« La concentration en vitamine B12 dans les lentilles et les pois chiches augmente de 450 % respectivement après 4 et 2 jours de germination. »* (Effect of germination on cereal and legume..., PL Finney , 1982).

ALFALFA ou LUZERNE
Ces deux dénominations désignent une seule plante :
Lorsqu'il s'agit de nourriture animale, le nom luzerne est employé, c'est un mot venu du provençal « Luzerno » signifiant ver luisant à cause de l'éclat de ses fleurs. Par contre si l'on veut désigner la graine à germer, on utilise généralement l'appellation alfalfa. Adopté par les Espagnols, ce nom d'origne Arabe fut introduit au Mexique et dans le sud de l'Amérique par les conquistadores, depuis il a été adopté par le Département d'Agriculture et la population des USA... avant de retourner conquérir l'Europe.
• Consommée cuite ou crue par les fellah égyptiens, la luzerne était

déjà connue par les anciens : des graines trouvées dans les tombes pharaoniques l'attestent.

• Selon Abu Mansur, la plante tenait une place importante dans la pharmacopée Perse, ses graines étaient encore utilisées médicalement dans l'Iran du début du siècle.

• Mis à part le nom « médicago » que lui a donné Linné, les seules références anciennes de la luzerne « plante médicinale » que l'auteur ait pu recueillir se trouvent dans l'ouvrage de Vilmorin-Andrieux « *Les plantes de grande culture* », 1914 : purple medick en anglais et erba medica en italien.

Considérée comme la graine germée, existante, la plus dynamisante, depuis que les chercheurs américains l'ont découverte, riche en protéines de haute qualité, minéraux et vitamines A, B1, B2, B3, C, D, E, F, K et U. En culture ses racines plongent profondément dans le sol à la recherche des précieux oligo-éléments…

Lors de leurs travaux Kylen et Mc Cready, après 3,5 jours de germination ont trouvé une substantielle augmentation de riboflavine (B2) entre la graine crue d'alfalfa, 6,2 mg/g et la graine germée 17,9 mg/g. Le taux d'acide nicotinique (B3) avec la même graine et dans des conditions identiques passe de 19 mg/g à 137 mg/g.

La légumineuse poursuit en Europe une importante carrière dans l'alimentation diététique naturelle et les médecines douces.

POIS

Légumineuse native des régions méditerranéennes, le pois contient : phosphore — aliment des nerfs —, potasse — détersif et alcanisateur —fer — hémoglobine du sang —, amidon et sucre — énergétique —, vitamine C.

Chick et al [(1)] et Chick et Delf ont constaté :

« 5 g de pois ou de lentilles germées possèdent l'efficacité anti-scorbutique de 5 g de haricots frais et valent à peu près 4,5 ml de jus de citron ou d'orange et étaient plus efficaces que 20 g de carottes. »
(Effect of germination on cereal and legume… P.L. Finney, 1982)

POIS CHICHE

Dans tout le Levant, on fait une importante consommation de pois chiches, souvent prégermés. La chose n'est pas nouvelle : le Musée

(1) Locution latine signifiant : et d'autres.

de l'Agriculture au Caire possède dans ses vitrines, un pois chiche dans sa gaine, trouvé sur le site archéologique de Thèbes…
Le pois chiche est réputé pour être à la fois un aliment nutritif et un remède de certaines affections, celles des voies urinaires en tout premier lieu. La présence simultanée d'acide phosphorique et de vitamine B1 explique une action bienfaisante de ce pois sur l'architecture nerveuse et le bon équilibre de la nutrition, grâce aussi à la vitamine C identifiée dans la graine. On reconnaît à la légumineuse d'être vermifuge et de favoriser la venue des règles.

SOJA

De par le monde, il se trouve ± autant de variétés de soja qu'il y a d'espèces de pois ou de haricots.
Les plus connus étant :
• Le Vigna radiata ou mung bean ou encore soja vert, originaire de l'Inde.
• Le Glycine max ou soja jaune, dont le berceau est la Chine[(1)].

***Soja vert** (Vigna radiata)*

Consommé le plus souvent germé et cru, il est par sa grande facilité d'emploi, son goût agréable et ses qualités diététiques — minéraux, vitamines, fibres —, une excellente légumineuse. Kylen et Mc Cready (1975) ont trouvé après 3,5 jours de germination une substantielle augmentation de riboflavine (B2) entre la graine sèche, 5,2 mg/g et la graine germée 12,8 mg/g.
Avec les mêmes graines et dans des conditions identiques le taux d'acide nicotinique (B3) passe de 20 mg/g à 78 mg/g.
La pyridoxine (B6) croit de 11,9 mg/g à 14,4 mg/g en quatre jours de germination.
En quatre jours également le taux de vitamine antiseborrhéique — biotine — augmente de 0,20 mg/g à 0,60 mg/g.
Des études sur des germes de soja vert et sur des graines sèches ont montré un doublement de la valeur en thiamine (B1) après quelques jours de germination. Les germes de mung bean pris tous les jours protègent du scorbut grâce à la vitamine C qu'ils contiennent.

(1) Les Chinois préparent avec le soja germé un bouillon très nutritif, dont le bon goût est donné par les principes diastasiques solubles, produits par la germination de la graine.

Soja jaune *(Glycine max)*. Voir étude complémentaire page 166. Consommé sous de multiples présentations : produits fermentés ou cuits, graines entières sinon broyées, lait végétal(1) et dérivés, offrant moins de calories et plus de protéines par rapport aux aliments d'aujourd'hui, il est en Extrême-Orient — et le devient dans d'autres régions du globe — la plante vivrière par excellence. Le soja jaune parait plus profitable que le vert, bien qu'il ne puisse être employé cru en cuisine par suite des facteurs antitrypsiques — inhibant l'action des enzymes digestifs — qu'il contient et qui seront détruits par cuisson de la graine. La germination entraîne une réduction notable de ces inhibiteurs. Ainsi la graine devra cuire moins longtemps — davantage de vitamines(3) sensibles seront épargnées — pour être rendue consommable, d'autant que le déploiement des protéines au cours de la germination favorise une meilleure pénétration de la chaleur. Après 20 minutes à 100° C de chauffage à la vapeur, les essais en laboratoire confirment une suppression de 85 % de l'activité antitrypsique dans le cas de **farine** de graines sèches et 92 % dans le cas de **farine** de soja germé. Ces proportions seront peut-être légèrement moins avantageuses, dans le cas de **graines entières**. Comme suite et par excès de prudence un chauffage de 30 minutes à 100° C, sera préconisé dans les recettes particulières au soja jaune. Voir « Addenda », pages 166 et 167.
Avec 40 % de protéines, matériaux de construction, — la viande en contient 15 à 20 % — et 18 % de lipides, matières grasses, — 1 à 4 % dans la viande —, le soja est un aliment constructeur de premier ordre et, avec ses 20 % de glucides sous forme de sucres assimilables, est également un important énergétique. Le soja est un reconstituant, un reminéralisateur et un équilibrant. Contenant assez de cellulose, il ne provoque pas la constipation. Il sera utile aux enfants se développant mal, aux surmenés physiquement et intellectuellement, aux déminéralisés et aux nerveux.
Cette graine utilisée depuis 4000 ans en Extrême-Orient dans l'alimentation humaine, sera d'un précieux secours à ceux qui craignent de ne pas trouver suffisamment de protéines et de lipides dans les aliments végétaux. Elle est encore améliorée par

(1) ★ Dont les pédiatres ont fréquemment recours dans les dyspepsies du lait de vache et dans l'intolérance de l'enfant.
(2) Considérer également que toutes les vitamines ne sont pas thermo-destructibles.

la germination… La riboflavine augmente de 2,5 mg/g à 6 mg/g, la biotine (H/B8) passe de 1,10 mg/g pour la graine sèche à 3,5 mg/g, de 0 le taux de vitamines C passe à 25 mg/100 g, après 3 jours de germination, etc… voir tableau 1.

Lors de la seconde guerre mondiale, un groupe de chercheurs américains,spécialistes de la nutrition, a remarqué l'importance des protéines disponibles dans le soja germé. Anticipant sur le manque de ces substances en temps de guerre une campagne d'information fut lancée par le gouvernement. La disette n'apparaissant pas — dans le pays —, à la fin du conflit, le soja et ses germes furent presque oubliés avant d'atteindre un certain poids économique…

Naturalisée, la graine apparaît en Occident sous diverses formes toujours à cuire : voir recettes particulières avec soja jaune, page 143, recette du lait de soja, page 153 et du tofu, page 153. Le soja est aussi produit de base dans l'industrie des corps gras et ce qui en découle.

Qu'il soit permis de remercier le Docteur Bau, Ingénieur de Recherche au CNRS — auteur ou participant à plus de vingt études scientifiques concernant la nutrition, les graines, le soja —, pour la communication d'un document d'équipe(1) intitulé *« Effets de la germination de la graine de soja sur la composition et la valeur nutritionnelles de sa farine »* (Science Aliments, 7, 1987, n° hors-série VIII, 139-160).

De cette étude sont extraits les 3 tableaux suivants :

TABLEAU 1 - Composition des farines
Résultats et discussion, extrait :

Echantillon	**Protéines** (composition) %	**Lipides** %	**Glucides** %	**Lécithine** mg/g	**Vitamine C** mg/100 g
Avant germination (soja cru)	41,57	19,90	14,15	12,39	0
Après 1 j.	41,97	20,20	11,13	13,36	-
Après 3 j.	**44,17**	**17,37**	**8,24**	**14,45**	**25**
Après 5 j.	46,56	16,22	2,81	15,10	-

(1) INSERM U.308, Unité de Recherches sur les Mécanismes de Régulation du Comportement Alimentaire, 38 rue Lionnois, 54000 Nancy, France :V. Chandrasiri, H.M. Bau, C. Villaume, F. Giannangeli , L. Mejean. Université de Dijon, Laboratoire de Biochimie Appliquée, 21000 Dijon, France : D. Lorient.

★ *« Le taux de lécithine des graines augmente légèrement mais progressivement, lors de la germination. Puisque la lécithine fait baisser le taux du LDL-cholestérol sanguin — dit mauvais cholestérol —, et augmenter celui du bon cholestérol, le HDL-cholestérol* (Simons et al., 1977) ***les graines germées pourraient être un aliment intéressant*** *dans les régimes* ***pour les sujets souffrant de maladies cardio-vasculaires*** *»*

TABLEAU 2 - Teneur sur extrait sec en éléments minéraux (PPM)

Échantillon	**Zinc**	**Cuivre**	**Calcium**	**Magnésium**
Soja cru	47,70	13,66	1824,10	3888,88
Après 1 j.	54,45	11,74	2141,69	3415,70
Après 3 j.	**56,70**	**12,82**	**2247,56**	**5868,50**
Après 5 J.	54,90	12,58	2025,47	4723,84

TABLEAU 3 - Composition en acides aminés des échantillons(g/16 gN)

Acides Aminés	**1 jour**	**3 jours**	**5 jours**	**Œuf entier** (a)	**Caséine entière** (b)
Lysine	5,6	**5,8**	5,3	6,2	8,2
Histidine	2,5	**2,5**	2,3	2,4	2,5
Arginine	8,2	**7,8**	6,8	6,1	3,4
Acide aspartique	11,3	**13,3**	15,3	10,7	7,1
Thréonine	4,3	**3,9**	3,4	5,1	4,2
Sérine	5,0	**5,1**	4,8	7,8	5,9
Acide glutamique	18,4	**17,1**	14,3	12,0	21,3
Proline	5,5	**5,5**	5,6	3,8	11,6
Glycine	3,6	**4,1**	3,8	3,0	1,8
Alanine	4,1	**4,4**	4,2	5,4	2,7
Méthionine	1,6	**1,5**	1,5	3,2	2,5
Cystine	1,6	**1,6**	1,3	1,8	0,4
Valine	4,5	**4,5**	4,2	7,5	5,5
Isoleucine	4,3	**4,3**	3,9	5,6	5,7
Leucine	8,0	**7,5**	6,8	8,3	8,9
Tyrosine	3,6	**3,7**	3,2	4,0	6,3
Phénylalanine	5,1	**5,0**	4,5	5,1	5,5
Totaux	97,2	**97,6**	91,2		

a) d'après Mc Cance et Widdowson's (1978)-b) d'après Lorient (1977)

Le soja est une plante « de jour court ». De longues nuits, pendant la première croissance, déterminent un raccourcissement de la durée totale de la végétation et exercent une influence profonde sur la morphologie et la physiologie de la plante, ***d'où le non-sens de le faire germer dans des ustensiles transparents ou ouverts à la lumière***.

Quimper, novembre 1991. Une équipe de chercheurs de l'INSERM U. 308 composée du Docteur Richard Bau en collaboration avec C. Villaume, J-P. Nicolas, L. Mejean : présente au colloque « Sciences des Aliments », le résultat de ses recherches et réflexions concernant :

• Les effets de la germination sur les constituants biochimiques.

• La valeur nutritionnelle des graines germées.

• *L'acide phytique dans les graines est dégradé par la phytase synthétisée durant la germination, la dégradation de l'acide phytique rend les minéraux présents plus disponibles dans les graines germées que dans la graine originale.*

• *La germination dégradant les fibres alimentaires, les résidus de cellulose et de lignine sont négligeables à la fin du cinquième jour de germination.*

• *Les sucres contenant du galactose, facteurs de flatulence, peuvent être déplacés par la germination.*

• *Le soja est une excellente source d'acide ascorbique, vitamine C.*

• *La riboflavine, vitamine B2, contenue dans les germes de soja est environ 2 fois plus importante que dans les graines.*

• *Une augmentation similaire a été observée pour la niacine avec le soja germé.*

• *Le contenu en lécithine du soja augmente faiblement mais progressivement.*

• *Un jour de germination augmente d'une manière significative, le gain de poids de la graine, et améliore la qualité sensorielle des protéines.*

• *Les germes-légumes constituent une bonne portion de la consommation totale de légumes en Extrême-Orient…* »

• ***« ★ …la germination provoque une forte augmentation des saponines de soja, de ce fait les graines de soja germé sont donc susceptibles d'être utilisées dans des formules alimentaires destinées à combattre l'obésité… ».***

NOTA BENE.

1) Voir recettes particulières au soja jaune, pages 142-143

2) Un important développement alimentaire ou pharmaceutique de produits à base de soja germé assurerait un avenir très prometteur à bon nombre de producteurs [1], agronomes, fabricants, etc... et consommateurs.

TRÈFLE
Cette légumineuse demeurée rustique, contient d'intéressantes protéines, des vitamines et des minéraux.

Céréales

L'ingestion de céréales sèches ou germées ne semblent jamais avoir souffert d'aucun préjugé défavorable.

AVOINE
« Au temps de Pline, l'avoine était connue et cultivée dans la Germanie et probablement aussi dans une partie des Gaulles. »
Elle est très chargée en substances grasses, hydrates de carbone et sels minéraux : sodium, fer, calcium, magnésium, phosphore.
Elle réussit très bien dans l'asthénie musculaire, nerveuse ou psychique, et apporte stimulation et réchauffement par accélération des échanges. Elle correspond bien au rythme cellulaire de l'enfance...
★ A la suite d'études sur l'avoine germée, on a remarqué que si l'on introduit celle-ci dans les régimes du bétail, on résout souvent le problème de la stérilité. Aliment type des saisons et des régions froides, l'avoine est utilisée en flocons dans les potages et le müesli. Pour la faire germer, mieux vaut prendre de l'avoine venant naturellement sans écorce.

BLÉ
« Le blé germé sera toujours administré avec profit dans tous les états de déminéralisation, anémie, asthénie physique ou intellectuelle, de croissance, grossesse, allaitement. » (Docteur Valnet).
Céréale dominante dans nos régions, le blé renferme les éléments nécessaires à l'entretien de la vie notamment : graisses, phosphore,

(1) Qu'il soit permis de rappeler que bénéfiquement pour « notre terre » : la plante sous-soleuse fixe rapidement l'azote atmosphérique, limitant ainsi les épandages d'azote chimique sur sa culture et les suivantes.

silice, protéines, hydrates de carbone, potasse... Tous les sels minéraux identifiés : potassium, sodium, calcium, magnésium, soufre, chlore, fluor, cobalt, silicium, iode, arsenic, etc... De nombreuses vitamines A, B, E...
« Une augmentation de la valeur nutritionnelle et l'apparition de diastases très importantes ont été observées après germination. » (Hamad et Fields).
★ *« Dans certains cas : tuberculose, grande anémie, dépression nerveuse, déminéralisation, faiblesse des os, psychasthénie, etc... et aussi pendant la grossesse et l'allaitement, il est indispensable d'utiliser le blé germé. Ne pas confondre le blé germé, qui contient vivants, tous les principes du froment, avec le germe de blé. Ce produit retiré avec le son du blé moulu, afin d'obtenir de la farine blanche, est maintenant commercialisé. »* (Raymond Dextreit).
Une gêne pour ingérer davantage de blé germé réside dans le fait que certaines semences produisent rapidement d'importantes racines plutôt qu'un germe vigoureux, ce qui est contraire au but recherché : lors de la germination de la céréale des températures de 8° à 14° C favorisent généralement la croissance des racines avant que les pousses n'affichent une forte progression. Tandis que pour des températures plus élevées le contraire se produit : une forte croissance du germe accompagne un faible développement des racines.

ÉPEAUTRE

L'épeautre ne serait pas un blé vêtu, ainsi qu'il est dit dans beaucoup d'ouvrages, mais bien une espèce différente de céréale. Il se distingue par la difficulté que l'on rencontre pour sortir le grain de ses balles.
L'épeautre est rendu consommable cuit et/ou germé grâce à un décorticage mesuré. Avec les avantages que cela apporte, c'est une plante typiquement « à l'ancienne » , c'est-à-dire sans grande exigence, s'accommodant de climats rudes de terres maigres et non consistantes. Toute partie de la céréale peut être utilisée.
• Les graines germent très bien. Elles se consomment après mouture sous forme de potage, bouillie et entrent dans la composition du pain. En Belgique, quelques épeautres servaient dans la fabrication de la bière.
• Les balles absorbant l'humidité beaucoup mieux que ne le fait la paille, étaient recherchées pour garnir les paillasses des enfants au

berceau. Mélangées avec un peu d'avoine, ces enveloppes forment une excellente nourriture pour les chevaux.

• Les pailles fines et souples d'épeautre se tressent facilement et durablement. Le Musée de la Vie Wallonne à Liège, possède dans ses vitrines quelques exemplaires de chapeaux en paille d'épeautre, datant du début du siècle.

Vu ses faibles rendements, la culture de l'épeautre aurait pratiquement disparu de la planète si elle n'avait été redécouverte par les adeptes d'une vie plus authentique et quelques producteurs opiniâtres.

MAIS

Originaire d'Amérique Latine, le maïs est aujourd'hui une céréale cultivée dans le monde entier.

C'est une plante très performante quant à sa capacité de convertir l'énergie du soleil.

Modérateur de la glande thyroïde, le maïs ralentit les échanges, les oxydations. Il contient beaucoup de matières azotées grasses et sucrées — il est très riche en hydrates de carbone —. Le maïs est recommandable pour sa valeur en vitamines B et E.

Dans de nombreux pays en voie de développement, le maïs est un des produits essentiels de l'alimentation des familles à bas revenus. La qualité protéïque de cette céréale est basse car la protéine de maïs ne contient pas les quantités adéquates de lysine et de tryptophane. Le moyen domestique de corriger ces carences est de faire germer ces graines durant 3 à 4 jours à la température ambiante du pays, c'est-à-dire de 25° C à 35° C. La germination améliore la valeur nutritionnelle et augmente la teneur en acides aminés indispensables au métabolisme humain : lysine x 2,5, méthionine x 5, tryptophane x 6,5. Les tortillas d'Amérique Latine devraient être faites avec un mélange de maïs germé et non germé 50 % + 50 %.

MILLET

Le millet peut être utilisé comme le blé et s'il n'en a pas la valeur nutritive, il apporte les éléments nécessaires à la nutrition des peuples qui vivent là où il croît. C'est la céréale la plus riche en vitamine A. On le consomme la plupart du temps en galettes, bouillies, ou cuit à la façon du riz. Les graines germées séchées au four, peuvent être utilisées dans le pain. Le millet germé double sa valeur en riboflavine et augmente l'acide nicotinique. On a découvert que les Sud-Africains de souche contractaient le scorbut lorsque leur bière locale à partir de maïs ou de millet germé, était remplacé par de la bière brassée avec de la farine de maïs ou de millet non germé.

ORGE :
L'orge est une des plus anciennes plantes cultivées, sa production remonte à la préhistoire. Avec le froment et l'épeautre, on en a retrouvé dans les tombeaux égyptiens et dans les vestiges des cités lacustres de Suisse, de Savoie et d'Italic. On a dit quc lcs cólèbrcs chevaux de Salomon étaient nourris avec de l'orge.
Très riche en phosphore, l'orge est un fortifiant des cellules, surtout des cellules nerveuses, elle est par ailleurs conseillée aux asthéniques et déprimés du système nerveux. Favorisant la calcification du squelette, elle est particulièrement recommandée aux enfants. C'est un aliment à la fois rafraîchissant et reconstituant, par ses nombreux sels : phosphore déjà mentionné, fer, calcium, magnésium et potassium.
Ses propriétés adoucissantes et émollientes, la rendent précieuse dans la plupart des affections inflammatoires du système digestif et des voies urinaires. On la recommande dans les maladies chroniques et fébriles avec irritation, la tuberculose pulmonaire, l'hémoptysie, la néphrite, la cystite, etc... Draineur du foie, l'orge convient bien aux tempéraments bilieux.
Hippocrate, contemporain de Platon, conseillait aux malades l'orge sous forme de bouillie plus ou moins épaisse, passée ou non.
Gallien (± 131/201) consigne sa préparation : *« l'orge parfaitement nettoyée, ne sera ni trop récente, ni trop ancienne, ni écrasée, ni mélangée de miel ou de cumin. Elle sera macérée à l'eau froide — prégermination —, frottée entre les mains pour enlever ses enveloppes, mise à bouillir d'abord à grand feu, puis à feu plus doux pour en augmenter sa consistance. »*
Plus proche de nous en 1979, selon les chercheurs Hamad et Fields : *« La germination augmente la valeur nutritionnelle de l'orge. »*
Honeywell et Steenbock (1924) ont rapporté que la concentration en vitamine C augmentait considérablement en faisant germer de l'orge dans l'obscurité.
D'autres chercheurs ont remarqué une augmentation de riboflavine (B2) de plus de 100 %, entre le malt et l'orge non germée.

Orge germée, malt, farine de malt, extrait de malt

Préalablement germée, légèrement torréfiée au « diable » puis moulue, l'orge plus nutritive et plus digeste, remplace avantageusement le café. S. Kneipp conseillait indifféremment les « cafés » de malt d'orge, seigle ou froment.
Les radicelles séchées de l'orge germée, riches en enzymes, sont actuellement utilisées en alimentation animale et pour la fabrication des levures de boulanger. Elles s'emploient également en infusion contre certains cas du diabète★. Il est préférable de séparer les radicelles du malt sitôt après chauffage quand elles sont cassantes. Attendre favorise une reprise d'humidité, ce qui les rend de nouveau flexibles.
L'orge est une bonne céréale pour la fabrication du malt, dont les applications industrielles et domestiques sont nombreuses.
Le malt ou farine de malt, c'est-à-dire orge germée, séchée(1), moulue, est un tonique de l'estomac et un agent de la nutrition★, il contient la fameuse vitamine B12. L'adjonction de malt facilite la digestion du mets qui le contient... et du plat suivant grâce à la maltose issue d'une série de transformations successives de l'amidon.
Préparation des aliments maltés :
• Laisser un peu refroidir les bouillies, potages, purées spéciales, etc... qui finissent juste de cuire.
• Les additionner de farine de malt dans la proportion de ± 10 % — délayée avec un peu d'eau —. Certains saupoudrent seulement les aliments de farine de malt, comme avec du sel ou de la levure. Les farines maltées du commerce sont additionnées généralement de 5 % de farine de malt.
• Maintenir un quart d'heure sur le feu, en élevant lentement la température sans jamais dépasser 70° C.
• Servir.
Important : Les farines de malt doivent être conservées rigoureusement à l'abri de l'humidité.
Le malt produit en malterie devient essentiellement une base dans l'industrie brassicole.
Une petite quantité 1 % environ concourt à l'élaboration d'extrait

---

(1) A la maison, avant de moudre de l'orge germée, la passer sur une plaque de four éteint mais encore chaud, pour la faire sécher.

de malt. Ce produit sirupeux, agréable au goût, est utilisé sous diverses applications :
• Boulangerie — améliorant pour farine provenant de blé carencé en enzyme —.
• Pharmacie — il entre dans la fabrication de produits anti-inflammatoires —.
L'extrait de malt est une préparation, ancienne de plusieurs siècles. Ce concentré d'énergie vitale peut être consommé par tous. Le matin par exemple : tartiné sur pain, biscottes ou crackers, dans un yaourt ou à la cuillère, sinon à tous moments de la journée comme boisson hygiénique — affection des voies respiratoires, etc... — mélangée à de l'eau chaude, ou encore comme ingrédient dans la pâtisserie.
Qualifié parfois de noms mystérieux, ainsi qu'un arcane réservé aux adeptes. Soyons soulagés d'apprendre que le produit est disponible dans les magasins d'alimentation naturelle, sous des marques ou des noms dans lesquels figurent généralement le mot malt.
Les modes de vie changent... Etant de moins en moins une préparation domestique, qu'il soit permis de rappeler la recette de cet adjuvant, avant qu'elle ne sombre dans l'oubli...

Mode d'élaboration de l'extrait de malt d'orge à partir du malt d'orge (malt de riz ou de blé idem)

• Broyer le malt d'orge.
• Le mettre en solution dans l'eau tiède à 40° en suivant les proportions extrêmes suivantes :
- Mélange très épais : 1 kg de malt pour 1,5 l d'eau.
- Mélange très liquide : 1 kg de malt pour 4 l d'eau.
Avec l'expérience on aura intérêt à travailler épais, mais cela peut amener des problèmes de filtration. Plus on parviendra à travailler épais, plus on protègera les enzymes contre l'action destructrice de la chaleur, et donc davantage on pourra chauffer.
• Tout en remuant le mélange, monter doucement en température jusqu'à 60° ou 65°, 70° étant la limite extrême pour hydrolyser les amidons en sucre simple.
• Filtrer le mélange pour obtenir une eau sucrée. Autrefois quand elles fabriquaient la bière pour la maisonnée, les mères de famille du Nord de la France, au lieu de mélanger l'eau et le malt moulu, mettaient ce dernier dans un sac en tissu fermé, et le plongeaient dans l'eau pour

la montée en température. Cette astuce évitant la filtration ultérieure, peut être employée dans la fabrication de l'extrait de malt d'orge.
• Sans jamais dépasser 70° — une température supérieure à cette valeur aurait pour conséquence la destruction d'un des principaux enzymes hydrolysant l'amidon —, épaissir le moût par évaporation jusqu'à consistance de sirop épais. L'évaporation est une opération qui demande du temps. En activant la concentration, c'est-à-dire en insistant beaucoup, on obtiendrait du sucre d'orge.

RIZ. Voir étude complémentaire page 167
« Aliment extrêmement énergétique, très riche en hydrate de carbone. Egalement constructeur, vu ses matières grasses et azotées, le riz est reconstituant par ses substances minérales, aussi nombreuses que variées — phosphore, potassium, soufre, sodium, chlore, magnésium, calcium, fer, fluor, zinc, manganèse, arsenic, iode —. Les riz paddy ou riz cargo contiennent les vitamines B1, B2 et C » (Raymond Dextreit) *« et 3 fois plus de vitamine PP que le riz blanc »* (Docteur Lecerf).
Swaminathan fut parmi les premiers à quantifier la niacine (B3) contenu dans le riz sec, à savoir 45 à 50 mg/g, alors que les légumineuses comestibles n'en tiennent que 13 à 26 mg/g.
« Selon Hamad et Fields, la germination du riz induit une augmentation de la valeur nutrionnelle » (Effect of germination on cereals and legumes..., P.L. Finney 1982).
Aux USA, pays phare de la germination moderne, le riz germé est essentiellement cuit et présenté sous forme de pains, soupes ou laitages. Demeurant dur même après germination, il est raisonnablement impossible de le consommer cru. Toutefois germé, par suite de l'éclatement des protéines, il offre l'avantage de devoir cuire moins longtemps que non germé.

Riz traditionnel
Le consommateur a le choix entre de nombreuses variétés de riz (1), généralement fonction de leurs origines et présenté sous diverses formes.
• Riz paddy ou riz en paille. C'est le riz brut de récolte revêtu des ses balles ou glumelles et parfaitement indigeste voire d'une ingestion dangereuse. Plus guère consommé en Orient, il ne l'est pas du tout en Occident.

(1) Plus de 120 000 variétés de riz sont cultivées dans le monde

• Riz complet ou riz cargo. C'est un paddy décortiqué. Consommé plus particulièrement en Occident où l'on a fait le choix de la nutrition, de la santé et de l'écologie : pour une surface culturale identique, la valeur des vitamines, protéines, lipides, minéraux peut être 2 ou 3 fois plus élévée entre le riz simplement décortiqué et le riz blanchi/poli. En outre, après germination , le riz cuit en 20-25 minutes sinon il faut compter trois quarts d'heure.
• Riz blanc. Riz cargo blanchi et glacé par polissage(1), aliment de peu d'intérêt, sinon dans quelques patisseries gourmandes.

Riz produit naturel certifié
Le nouveau consommateur, notamment celui de riz germé ne recherche pas l'exotisme mais les propriétés d'un riz complet choisi en fonction de ses qualités nutritives, diététiques, du milieu où il est cultivé et des méthodes de production et de séchage adoptées. « *Le séchage à l'air ambiant conserve au riz toutes ses propriétés germinatives.* » (Joseph Bon, riziculteur).

Choix de riz en fonction du milieu cultural

Rizière en eau d'inondation (en plaine)
Eau provenant de longues rivières ou de fleuves ayant traversé de grandes villes ou des zones industrielles mais dans laquelle vivent encore des poissons. Pour un hectare cultivé durant 150 jours, 2 à 2,5 litres d'eau sont nécessaires à chaque seconde.
• Production traditionnelle
Culture avec utilisation d'engrais commerciaux, plus divers produits de traitement et de desherbage.
• Production culture « bio » avec mention. Préparation du sol, fumure, semailles, récolte selon les cahiers des charges de la bio. Produits de traitement agréés bio, plus désherbage manuel ou mécanique.

---

(1) Bauman et Yee ont injecté 3 mg de vitamines anti-béribéri obtenues à partir de Vigna radiata et dissous dans de l'eau et de l'alcool, à des pigeons — nourris de riz poli et d'eau pendant deux semaines —, atteints de polynévrite. « En une heure ces pigeons purent se tenir droit et affichèrent des mouvements de tête normaux » (Effect of germination on céreals and legumes, Paul Finney, 1982.
Les chutes de polissages de riz sont de bonnes sources en B6, elles en contiennent 14 mg/g de polissage et sont affectées à l'alimentation animale.

Rizière en eau d'inondation (en zone montagnarde)
Eau en provenance directe des montagnes.
- Production traditionnelle, voir page 59.
- Production de culture « bio » avec mention, voir page 59.

Riziculture pluviale
Rendement très faible par rapport aux rizières inondées. Cette culture tributaire de la pluie n'est possible que dans les zones tropicales où les températures du jour et de la nuit sont plus ou moins identiques. Dans les régions de culture en eau d'inondation, les températures extérieures varient entre le jour et la nuit mais dans ces rizières, elles changent peu, l'eau servant de volant d'inertie thermique. Par suite, cette constance de température sera renforcée pour les rizières proches de la mer.
- Production traditionnelle.
- Production de culture « bio » avec mention.

Mise en germination du riz

Avec de la patience tous les riz conviennent pour cet usage, ceux provenant de rizières inondées directement par l'eau vive des montagnes sont remarquables. ce genre de culture se trouvant en Indonésie, au Népal, aux Philippines, est rare en Europe.
Pourtant l'auteur a eu l'occasion de visiter dans la région de Huesca/Aragon une exploitation rizéicole, située dans une dépression, anciennement formée par la mer et entourée de hauteurs. L'eau d'inondation descend directement de la chaîne pyrénéenne.
Contrairement à d'autres espèces demandant une température plus élevée, les semences utilisées sont moins exigeantes peut-être grâce au micro-climat local.

Germination avant plantation en rizière
Le riz paddy est prégermé 3 à 4 jours — prégermination interne — à la température habituelle en avril ou mai dans la région, soit ± 11/12° C. Ensuite il est semé en rizière et poursuit sa croissance durant 150 jours avant d'être récolté.

Germination domestique
Le germoir en poterie convient pour cette pratique. Privilégier un

modèle de grande taille avec couvercle breveté comportant une réserve d'eau. Un élément contient 200 g de riz complet et davantage selon la quantité nécessaire pour un repas familial. Voir recettes culinaires page147.

Mode d'utilisation de ce germoir

Opérer avec deux éléments au lieu de trois et dans une pièce tempérée/chaude. Saison froide, saison chaude même démarche. Saison froide utiliser de l'eau tiède et saison chaude de l'eau à température ambiante.

• En saison froide mieux vaut laver le riz à l'eau tiède 15/16° C, avant de le verser dans le premier élément.

• Poser l'élément dans la soucoupe, y verser suffisamment d'eau tiède en dépassant largement le niveau du riz, c'est le trempage.

• Mettre en place sur l'élément le couvercle rempli d'eau tiède. Maintenir le niveau si nécessaire.

• Chaque jour rincer les graines à l'eau tiède en secouant l'élément pour les décoller les unes des autres.

• S'il subsiste un problème de pousse : hydrater à l'avance les éléments et le couvercle en le faisant tremper une heure dans l'eau tiède.

Ne pas s'attendre ni souhaiter de longs germes, l'important étant que le phénomène germination se soit produit.

Prolonger l'attente au delà de 5 jours devient une erreur. Dans une cuisine autant que dans un laboratoire où la température le permet : la céréale peut très vite prendre des moisisures.

NOTA BENE. Lorsque le riz est déposé sur un support humide, généralement ce sont d'abord les racines qui poussent puis le germe. A contrario lorsque le riz se trouve plongé dans l'eau le germe pousse le premier suivi par les racines.

SARRASIN (céréale polygonacée)

Le sarrasin exerce une influence bienfaisante sur la nutrition et l'équilibre nerveux. Riche en phosphore, calcium, magnésium et potassium, on a retrouvé dans sa protéine, les amino-acides les plus recherchés : lysine, arginine, histidine, cystine et même tryptophane et syntonine que l'on croyait ne trouver que dans la cellule animale.

Apporte les vitamines B1, B2, B5. Entre autres propriétés, il a celle de fortifier et d'assouplir les vaisseaux par une substance qu'il renferme appelée vitamine P.

Le sarrasin en graine entière, récolté au jardin, est consommé : germé, séché, moulu, sous forme de bouillies ou de crêpes.
Le sarrasin décortiqué, non grillé, du commerce, sera employé germé, cru , ou mieux cuit, en croquettes, pâté, soupe, et plat de céréales.

SEIGLE
Nutriment complet, le seigle comprend les vitamines B, C et E, il est riche en minéraux et en protéines. Dans les régions où l'on consomme encore couramment le pain de seigle, les habitants ont un sang plus fluide, des artères plus souples et l'on ne connaît point ces affections dégénératives que sont l'artériosclérose et toutes les maladies des vaisseaux. Le fait de faire germer du seigle pendant 24 h produit autant de vitamine C que l'orge et le blé après 4 jours.

Oléagineux

SÉSAME
Oléagineux naturellement riche en acides gras insaturés, mais aussi en protéines, vitamines A, C et E.

TOURNESOL
Originaire d'Amérique Latine, le tournesol comme son nom l'indique : en tournant la tête suit l'astre solaire dans sa course journalière. La grosse fleur fait alors penser à une « pile végétale » accumulant l'énergie solaire dans ses graines.
Le fruit est un akène anguleux, très riche en protéines végétales et acides gras polyinsaturés donc dans le sens de la prévention des maladies cardio-vasculaires. La fleur du tournesol, réputée fébrifuge, donnerait de bons résultats chez les paludéens.
« Les coques et les téguments du tournesol renferment des fibres alimentaires peu digestibles. Ces fibres alimentaires diminuent l'utilisation des matières protéiques : il est donc nécessaire d'enlever les coques de tournesol pour donner à ces graines une teneur de protéines compétitive. Malheureusement le décorticage industriel du tournesol favorise l'oxydation des polyphénols en quinones correspondantes qui provoquent un noircissement ce qui diminue la valeur nutritionnelle des protéines. » (Thèse de doctorat es-science de Richard Bau, 1987)

En conséquence, on peut faire légèrement griller les graines germées, puis casser les enveloppes avec un rouleau à patisserie, jeter l'ensemble dans un récipient d'eau, attendre que les gaines remontent en surface, les écumer avec une passoire, récupérer les amandes et les utiliser dès qu'elles sont de nouveau sèches.
Les amandes utilisées en patisserie fournissent un aliment délicieux et très complet.

Ombellifères

CAROTTE
Légume le plus riche en carotène — provitamine A —, elle est, pour cette raison, particulièrement précieuse en hiver.

CÉLERI EN BRANCHES
Fortifiant de l'estomac, draineur des reins, du foie et des poumons, tonique des nerfs, stimulant des glandes endocrines — surrénales surtout —, le céleri est aussi reminéralisant, grâce à sa profusion de sels minéraux — sodium, calcium, potassium —, et dépuratif du sang — par son nitre —. Renfermant des vitamines A, B et C, il contribue à l'assimilation des autres végétaux qu'il accompagne.

CÉLERI-RAVE :
C'est un dépuratif du sang, un draineur du foie et des reins, un tonique du cœur et des poumons. Il contient une huile essentielle, l'« anhydride sédanonique », qui est aromatique et désinfectante.

FENOUIL
C'est un diurétique et un apéritif, remède du rhumatisme. Chasse les vers et gaz intestinaux.

PERSIL
Etant donné l'action bienfaisante du persil sur la circulation et sa grande richesse en vitamines — notamment vitamine C —, on se trouvera bien d'adjoindre des graines germées de persil aux crudités et aux plats cuits.

Mucilagineux

CRESSON ALÉNOIS

Recherché par les amateurs de cuisine épicée et de salade piquante. Dépuratif, stimulant, antiscorbutique. Outre son exceptionnelle richesse en vitamine C, le cresson recèle en proportions importantes, des vitamines A, B1 et B2. Il contient également le précieux carotène qui est pour une grande partie dans la valeur de la carotte.

LIN

Émollient et laxatif doux, diurétique et adoucissant, est conseillé dans toutes les inflammations des voies digestives et urinaires.

Crucifères

MOUTARDE BLANCHE OU NOIRE

Abondamment fournies en vitamines et minéraux, les graines de moutarde stimulent l'estomac et mettent entrave aux fermentations putrides grâce à leurs huiles essentielles aromatiques et antiseptiques.

RADIS

Désintoxiquant du foie et draineur des reins, le radis convient particulièrement bien contre l'obstruction des voies respiratoires et les états congestifs. Le goût poivré de la graine germée en fait un aromate de choix. L'utiliser en garniture de plats.

Fruits, légumes, sous-produits, etc…, la consommation d'un minimum de tout est nécessaire dans une alimentation équilibrée, permettant de tirer profit de tous les nutriments qu'offre la nature. De même ne pas se cantonner dans l'ingestion d'une seule sorte de graines germées, les utilser toutes à tour de rôle ou en mélange, les possibilités ne manquent pas…

MÉLANGE DE GRAINES

« Pour quelque produit que ce soit, il est avantageux de préparer soi-même ses mélanges. »

Les alliances de graines germées ne sont pas habituelles, mais le deviendront.

• Tenant compte des cas spéciaux de germination, page 82.

• Des recommandations concernant les associations, page 101.

• Des temps moyens de germination, page 40.

Chacun, avec l'aide des exemples ci-dessous et selon ses opportunités, dressera la liste des compositions lui convenant le mieux.

• Mélange de grosses graines

blé 80 % + fenugrec 20 %
blé 50 % + lentilles 50 %
blé 60 % + pois chiches 40 %
orge 20 % + soja vert 80 %
pois chiches 60 % + maïs 40 %

• Joignant l'utile à l'agréable : les compositions avec de petites graines sont souvent dictées par la gourmandise.

luzerne 50 % + cresson 50 %
fenugrec 20 % + luzerne 50 % + radis 30 %
trèfle 50 % + moutarde 30 % + cresson 20 %
luzerne 40 % + cresson 10 % + trèfle 30 % + moutarde 20 %

• La germination de graines de lin est recommandable — transit intestinal —. La graine mucilagineuse sera mieux acceptée, mélangée avec du blé, de l'orge ou de l'épeautre.

• Ne jamais mélanger à l'avance de grandes quantités de graines, les préparer à mesure des besoins.

• Les temps moyens de germination ne sont pas impératifs quant aux mélanges. Il est donc permis d'allier ensemble des graines 2 et 3 jours, ou 3 et 4 jours. Par contre, simple question de bon sens, ne jamais panacher une graine germant en deux jours avec une autre dont le cycle de germination est de six jours.

BIENFAITS DES GRAINES GERMÉES

Récapitulation de quelques exemples type — cités dans l'ouvrage et repérés avec une étoile ★ — relatifs aux effets bénéfiques des graines germées sur l'organisme.

★... en considérant que l'ingestion de ces nutriments favorisaient la digestion de l'homme, la lactation de la nourrice, la ponte chez les galinacées, l'absence de stérilité du grand ou du petit bétail, etc... l'application de la germination devint habituelle... Page 20.

★... le soja — jaune —en ces temps, n'était pas considéré comme un aliment mais comme un remède conseillé entre les douleurs articulaires, les crampes musculaires, les embarras gastriques, favorisant la digestion et étant anti-œdémateux. Page 21.

★ Li Shizen trouva que seule cette sorte de soja — vert — était agréable à consommer, il mentionna son utilisation comme désintoxiquant de l'alcoolisme et des effets de l'ébriété. Page 22.

★... l'équipage du capitaine Cook fut préservé ou guéri du scorbut... orge germée + eau bouillante + du miel. Page 23.

★ La réduction des fibres alimentaires indigestibles produite par la germination est un fait important car, ingérées en grande quantité, les fibres agissent sur l'absorption intestinale des nutriments, ainsi que sur les équilibres métaboliques et hormonaux. Page 33.

★... Greig confirme la valeur particulièrement anti-scorbutique des pois, lentilles, pois chiches germés. Page 37.

★ Les glucides alpha-galactosides, générateurs de flatulences, sont caractérisés par des liaisons alpha-galactoside non hydrolysables par suite de l'absence d'activité enzymatique alpha-galactosidase dans la muqueuse intestinale de l'homme. La germination peut éliminer efficacement les alpha-galactosides. Une courte durée — 5 jours — de germination élimine 80,1 % des glucides éthanolosolubles. Les glucides éthanolosolubles des graines de soja sont essentiellement le saccharose, le raffinose, le stachyose et les monosaccharides. La dégradation du saccharose est plus rapide jusqu'à 96 h de germination, après laquelle environ 75 % sont déjà dégradés. Le stachyose se maintient le plus puisqu'il en reste 12 % après 48 h. Concernant les monosaccharides, le taux augmente avec la prolongation de la germination jusqu'à 96 h, ce qui s'explique par la dégradation cumulée du saccharose, du raffinose et du stachyose. Ce phénomène prouve que la germination peut éliminer efficacement les alpha-galactosides. Page 43.

★ Le lait de soja dont les pédiatres ont fréquemment recours dans les dyspepsies du lait de vache et l'intolérance lactée. Page 48.

★ Le taux de lécithine des graines augmente légèrement mais progressivement, lors de la germination. Puisque la lécithine fait baisser le taux du LDL-cholestérol sanguin et augmenter celui du bon cholestérol, le HDL-cholestérol les graines germées pourraient être un aliment intéressant dans les régimes pour les sujets souffrant de maladies cardio-vasculaires. Page 50.

★... la germination provoque une forte augmentation des saponines de soja, de ce fait les graines de soja germé sont donc susceptibles d'être utilisées dans des formules alimentaires destinées à combattre l'obésité. Page 51.

★ A la suite d'études sur l'avoine germée, on a remarqué que si l'on introduit celle-ci dans les régimes du bétail, on résout souvent le problème de la stérilité... Page 52.

★ Dans certains cas : tuberculose, grande anémie, dépression nerveuse, déminéralisation, faiblesse des os, psychasthénie, etc... et aussi pendant la grossesse et l'allaitement, il est indispensable d'utiliser le blé germé... Page 53.

★ Les radicelles séchées de l'orge germée s'emploient en infusion contre certains cas de diabète. Page 56.

★ Le malt ou farine de malt, — orge germée, séchée, moulue — est un tonique de l'estomac et un agent de la nutrition... Page 56.

★... Ces substances peuvent jouer un rôle important dans l'alimentation en réduisant le cholestérol sanguin, prévenant ou atténuant les risques cardiovasculaires, ceux d'obésité, de cancer du sein chez les femmes et du cancer de la prostate chez l'homme... Page 164.

★ Le germe, ce minuscule bourgeon, contient un inhibiteur potentiel d'une enzyme impliquée dans la maladie d'Alzheimer... Page 165.

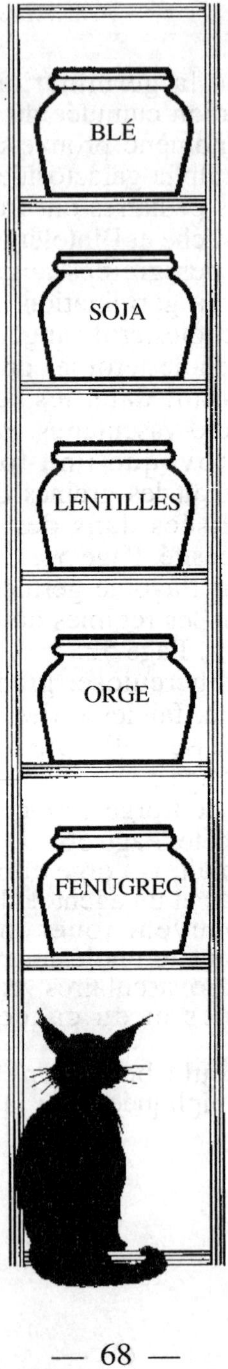
BLÉ
SOJA
LENTILLES
ORGE
FENUGREC

ACTE 3
LES GRAINES GERMÉES, COMMENT ?

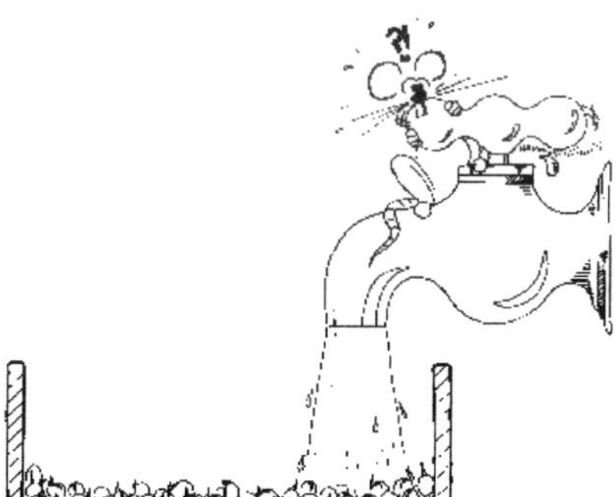

Grâce à la pression, les graines seront mieux et plus rapidement rincées sous l'eau courante du robinet d'évier.

CULTURE TRADITIONNELLE DES GRAINES GERMÉES

Exposé

Après lecture de cet ouvrage + une suite d'expériences couronnées de succès, chacun attestera que faire germer « c'est bien ». Cependant, pour obtenir un résultat parfaitement équilibré, il faut demeurer en règle avec les lois ancestrales de la nature.

Compte-tenu que tous les jardiniers et agriculteurs du monde appliquent traditionnellement un seul principe pour faire germer la plupart des semences, à savoir :

graines dans l'obscurité d'une terre humide, aérée et tempérée

Quel instrument ou quelle méthode utiliser pour réussir des germinations comprenant intactes, les propriétés bienfaisantes, offertes par la nature ?

Remarquablement proche du naturel, les façons les plus anciennes de faire germer, remarquées jusqu'à présent dans les textes, se trouvent décrites dans le « Dictionnaire d'Agriculture » de Barral, édité en 1892 par la librairie Hachette. Elles avaient trait au jardinage.

« Le système le plus simple pour essayer les graines a été indiqué autrefois par Mathieu de Dombasle — 1777-1843 — comme il suit. On garnit le fond d'une soucoupe de deux morceaux de drap humectés à l'avance et placés l'un sur l'autre; on répand par-dessus un nombre de graines dont on veut essayer la faculté germinative, et on les recouvre avec un troisième morceau de drap humide; on place la soucoupe dans un endroit modérément chaud, et l'on verse de temps en temps un peu d'eau sur le drap supérieur,

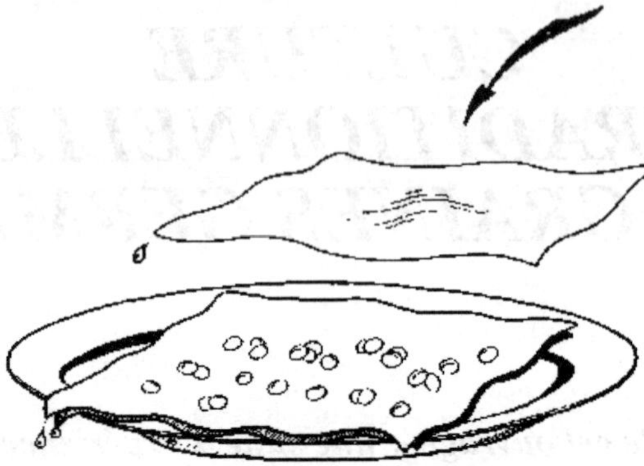

de manière à entretenir l'humidité sans que les graines [1] *soient baignées dans l'eau, ce qu'on obtient en maintenant la soucoupe légèrement inclinée pour faire écouler l'eau en excès* [2]*, en soulevant le morceau de drap supérieur, on suit les progrès de la germination; les bonnes graines poussent leurs germes en dehors, les autres se couvrent de moisissures. En comptant le nombre des unes et des autres, on reconnaît le degré de valeur du lot de semences auquel ces graines appartiennent.*
Un certain nombre d'appareils ont été proposés pour remplacer ce procédé; le plus répandu est le germoir de Nobbe. Il consiste en un cube de terre argileuse non vernissée ayant 20 centimètres de côté et 5 centimètres de hauteur; au centre est creusée une capsule ayant 10 centimètres de diamètre, profonde de 2 centimètres et limitée par un rebord large de 5 millimètres vertical en dehors; autour de la capsule règne un canal circulaire profond de 3 centimètres. Le germoir est muni d'un couvercle de même terre, garni aux quatre angles de tasseaux qui empêchent la fermeture hermétique, et percé au centre, d'un trou qu'on ferme par un bouchon qui peut porter un thermomètre servant à indiquer

---

(1) Ceux-ci concerne les graines utilisées habituellement en alimentation; certaines espèces aquatiques, par exemple, germant de façon différente.
(2) Au cours des années écoulées, utilisant la même démarche c'est ainsi qu'un ami aujourd'hui éloigné, a traversé les Andes avec deux mules. Une mule portait un imposant sac de blé et l'autre, entre autres bagages, deux ou trois sacs plus petits. Chaque fois qu'il y avait de l'eau, cascade, torrent, etc... Il réhydratait les petits sacs. Accrochés de nouveaux contre les flancs de la mule le surcroît d'humidité s'écoulait et le blé germait, peut-être aidé en cela par la chaleur de l'animal. Le soir au bivouac chacun recevait sa part de semences enrichies par la transformation diastasique.

la température intérieure. Pour se servir du germoir, on verse de l'eau dans le canal; à raison de la porosité de la terre, l'appareil s'imbibe d'eau, et l'intérieur de la capsule est assez humide pour que les graines qu'on y place, germent à la température de 10 à 15 degrés; on recouvre le germoir de son couvercle. Pour qu'il n'y ait pas d'excès d'humidité, il suffit de maintenir la hauteur de l'eau dans le canal à 1 centimètre au-dessus du fond, c'est-à-dire au niveau du fond de la capsule ».

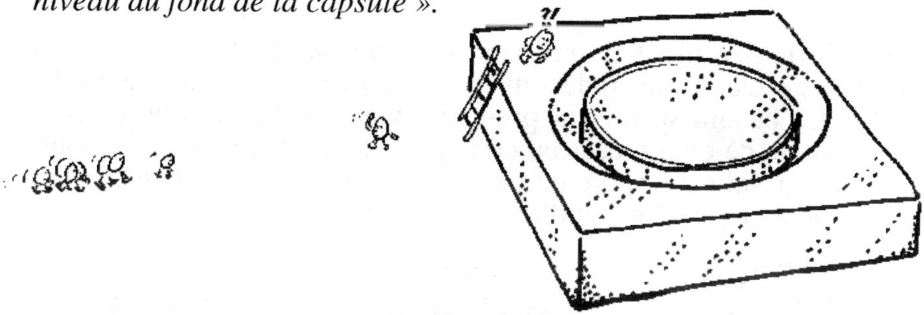

Ce type de germoir habituel avant 1889, figurait encore vers les années 1960, en rayon des magasins spécialisés pour la recherche. Il se trouve maintenant remplacé dans les laboratoires :
a) Par un dispositif approchant dit « chambre de germination », construit en matériaux modernes...
b) A défaut par une boîte de Pétri, équipé d'un cavalier de papier filtre sur lequel sont placées les graines et dont les bords plongent dans un récipient d'eau.

Un autre « germinateur » ancien était formé d'une pierre poreuse, cannelée. Baignant jusqu'à la moitié de sa hauteur dans l'eau d'un petit bac en zinc, le tout contenu dans une boîte métallique. Cet objet, utilisé par les sélectionneurs, permettait d'expérimenter à la fois douze espèces différentes de graines.

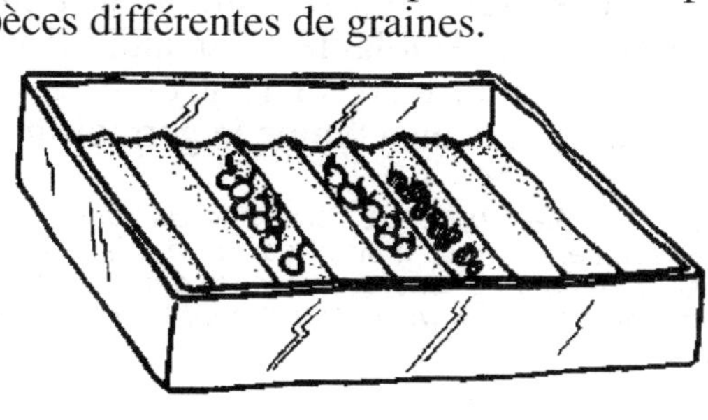

CRÉATION ET CONDUITE D'UN GERMOIR DOMESTIQUE, EN ACCORD AVEC LA NATURE

Avec le mouvement de réforme apporté par l'après-guerre, les graines germées sont redécouvertes dans l'alimentation naturelle. 1957. Le besoin se faisant pressant, Max Labbé crée le germoir domestique de cinq pièces en céramique opaque, figuré ci-dessous. Sans avoir subi d'importantes modifications, il est toujours utilisé avec bonheur dans les familles et les collectivités.(1)

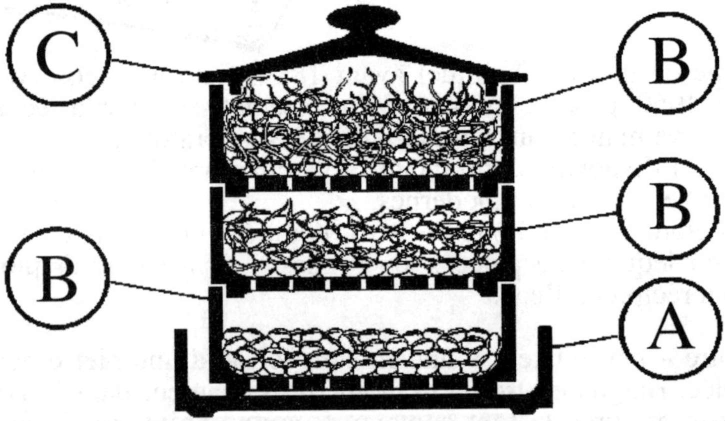

Il est d'ailleurs possible qu'en remontant le temps, on puisse trouver des objets assez semblables, car jadis il n'y avait guère d'autre alternative que la terre et le grès pour construire des ustensiles ordinaires de cuisine comme le germoir ménager.

---

(1) Le savoir-faire s'est étendu depuis, prolongé par une longue descendance construite dans des matériaux plus modernes, verre, plastique, métal, composés divers, etc... créant parfois un germe de discorde entre fabricants et utilisateurs. En matière d'alimentation comme en toute chose, le dernier cri n'étant pas toujours le meilleur.

Hélas, n'éveillant que peu d'intérêt pour nos contemporains, si elles ont existé, ces pièces anciennes ont maintenant disparu, apparemment perdues à jamais pour le patrimoine. Qu'il soit permis d'espérer en remarquer un jour figurant sur quelques toiles anciennes, sinon en débarrassant des greniers, caves ou autres dépotoirs.

Désignation du germoir en céramique

Le germoir cité — page 74 — construit en grès et poterie, se présente sous la forme d'une soucoupe inférieure A, de trois éléments perforés B posés les uns sur les autres, et d'un couvercle C, coiffant l'ensemble.

Soucoupe :
Pour l'utilisation et l'entretien plus aisés de la soucoupe inférieure **A**, celle-ci est en grès traité au sel avec une glaçure robuste présentant toute garantie.

Éléments :
Les éléments **B**, grâce à leurs perforations facilitent la circulation d'air entre eux et permettent un bon et rapide rinçage. Ils sont fabriqués en grès au sel.
Résultats de nombreuses discussions avec de fervents utilisateurs, émaillées de conseils et de remarques et toujours confortées par de longues observations et des essais fructueux, les nouvelles pièces sont maintenant plus nettes, plus solides, pratiquement inusables, leur glaçure est inattaquable. D'un entretien plus aisé, elles sortent neuves et brillantes comme au premier jour, des machines à laver la vaisselle. L'écaillage de cette glaçure est pratiquement inexistant.
Avant d'offrir aux utilisateurs ces nouveautés : toutes les matières, toutes les conditions actuelles furent essayées pour aboutir au grès au sel. Le procédé est permis grâce au sel de mer — qualité sel de cuisine —. Cette matière noble, 100 % naturelle encore traitée artisanalement et non à des sels composés.
Au niveau de l'emploi, du fonctionnement et du résultat, la nouveauté n'apporte que des avantages. Les graines germent parfaitement grâce aux échanges dus à l'ambiance humide

véhiculée par l'air qui circule, au travers des perforations, d'un élément à l'autre, pour aboutir et se recharger en accédant au nouveau couvercle poreux. Au départ ne remplir ceux-ci qu'aux deux tiers maximum de leur hauteur, un espace étant nécessaire pour contenir les germes en cours de développement.

Couvercle :

Avantageusement, le nouveau couvercle breveté C1 est caractérisé en ce qu'il présente une réserve d'eau à sa partie supérieure. Poreux, il est apte à apporter par capillarité et gravité une humidité constante et complémentaire aux compartiments inférieurs et par suite aux graines qu'ils contiennent. Ce couvercle permet aussi une parfaite alimentation en oxygène : ni trop, ni trop peu.

Selon les circonstances

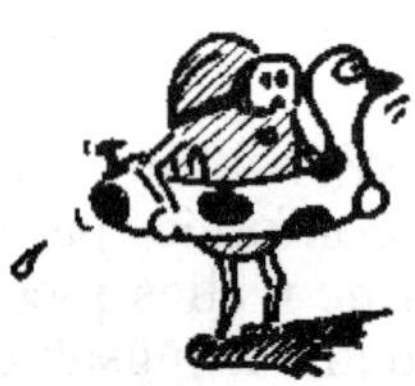

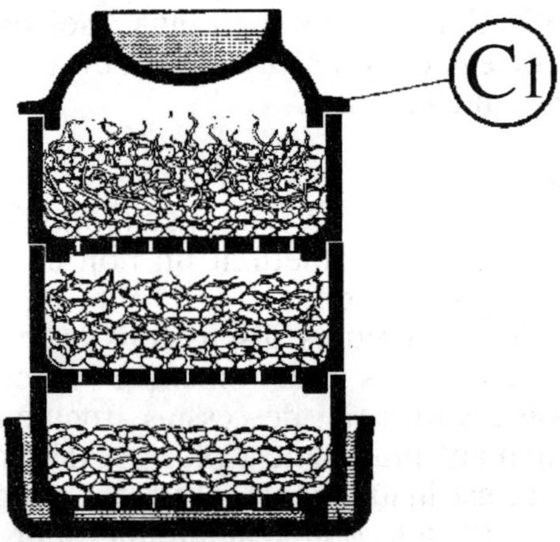

• Utiliser le nouveau couvercle tel quel.

• Si nécessaire, il devient une source d'humidité complémentaire pour les semences en cours de germination, dès que le réservoir qu'il présente est mis à contribution.

L'invention offre :

a) Une influence bénéfique sur la levée de dormance des semences sujettes à une inhibition tégumentaire, aussi bien qu'à une dormance embryonnaire.

b) L'alternative d'une hydratation renforcée des parties hautes du

germoir dans les lieux de grande sécheresse.
c) L'opportunité lors de température très élevée de pouvoir continuer les germinations, l'ustensile devenant auto réfrigéré — création de frais par évaporation de l'humidité contenue dans le couvercle —.
d) Le moyen de produire un maximum de graines germées avec des compartiments perforés remplis aux deux tiers de leur hauteur, dès la mise en fonction du germoir.
e) L'éventualité de travailler avec quatre éléments ou davantage.
f) La possibilité de produire des germes plus longs.
g) Le pouvoir de faire germer de petites semences ou des grains capricieux. Voir « *Cas spéciaux de germination* », page 82.

Germoir domestique et respect écologique

« Les Hounzas font germer le blé en le plaçant dans du sable humide. »

Au détail près du sable qui craque sous les dents, inconvénient de la stratification, la technique d'emploi du germoir en poterie, obscur et humide ressemble beaucoup à celle utilisée par ce peuple que l'on dit avoir suivi des règles de vie « on ne peut plus naturelles ».

Substrat de germination constitué de terre humide — milieu naturel de végétation pour la plupart des semences —, le simple germoir artisanal était-il avant la lettre, le germoir écologique ?

En reprenant le principe de culture : GRAINES DANS L'OBSCURITÉ D'UN SOL AÉRÉ, HUMIDE ET TEMPÉRÉ, on peut le croire.

• Au départ, une humidité importante est donnée, puis elle diminue et demeure constante durant tout le cycle. Dans la nature, cela correspond à la chute d'une bonne pluie dès les semailles passées. Événement permettant, après l'absorption de suffisamment d'eau par la graine, la mise en route du processus de germination — accélération des métabolismes —. Ensuite l'humidité résiduelle du couvercle — élément toujours humide, mais jamais saturé —, demeure suffisante pour permettre au germe de se développer.

• La journée : le germoir est posé près du poste d'eau dans une cuisine. Ce lieu privilégié joint le pratique à une température bien

appropriée.
A la suite de plus de trente années d'expérience, les meilleures températures que l'on puisse conseiller pour la germination en local sont de 16° à 20° le jour, avec une baisse au cours de la nuit. Le chauffage étant alors moindre ou arrêté et parfois les baies vitrées laissées ouvertes. Ce sont d'ailleurs ± les températures printanières, ceci expliquant, du moins en partie, pourquoi dans les jardins et les champs, la plupart des semences germent à cette époque.
La nuit il est même arrivé de placer le germoir sur un rebord de fenêtre et de le faire bénéficier ainsi de la fraîcheur nocturne. Cette alternance entre le jour et la nuit cause un effet de choc thermique jugé favorable par les agronomes.
Lors de conditions climatiques exceptionnelles — température ambiante très élevée, gênant l'accomplissement du phénomène —, le germoir domestique devenu pour la circonstance « germoir auto réfrigéré », pallie cet inconvénient, grâce à une technique vieille comme le monde.
Les effets de porosité de la poterie, constituant le couvercle conjugués à ceux de l'humidité qu'elle contient, sont créatifs de fraîcheur par évaporation... Le moindre souffle d'air frôlant le germoir, repart chargé de calories. Souhaitant accélérer la levée de dormance, favoriser la germination et obtenir des pousses plus importantes dans un moindre temps, certains placent leur ensemble de germination trop proche d'une source de chaleur : radiateur de chauffage central, poste de télévision, etc... sans atteindre cette énormité, la tentation parfois est forte de hâter la démarche naturelle, en usant d'artifices qui le sont moins... Dont la finalité sera inexorablement une non-germination, sinon un aliment déséquilibré.

• Les semences sont suffisament oxygénées par l'air qui passe dans les trous des éléments perforés, et celui qui circule entre les éléments légèrement déformés au cours de la cuisson du grès.
• Par suite du couvercle et des divers éléments opaques en terre, les graines se trouvent dans l'obscurité exactement comme lorsqu'elles sont dans le sol.

Mode d'emploi d'un germoir domestique

<table>
<tr><th colspan="3">PREMIER JOUR</th></tr>
<tr>
<td colspan="2">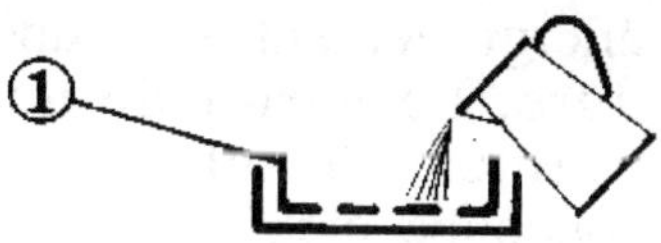

Mettre dans l'élément ① la ration journalière de graines en tenant compte qu'elles augmenteront de volume en germant. Placer ① dans la soucoupe, verser suffisament d'eau pour recouvrir les graines, c'est le trempage.</td>
<td>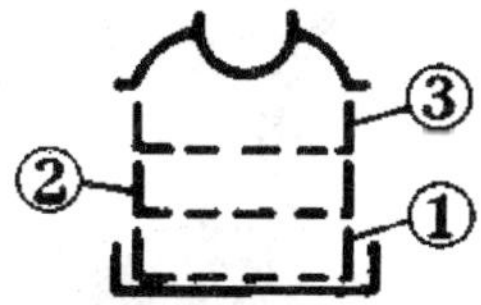

Placer ② et ③ encore vides sur ① couvrir l'ensemble.</td>
</tr>
<tr><th colspan="3">DEUXIEME JOUR</th></tr>
<tr>
<td>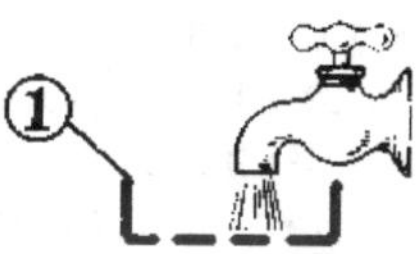

Rincer abondamment les graines contenues dans ①, vider et rincer la soucoupe.</td>
<td>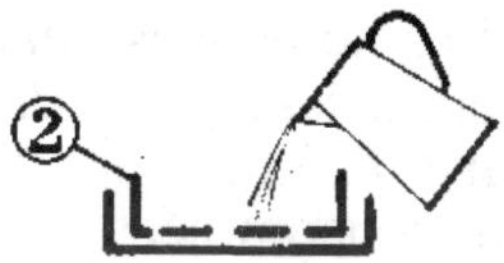

Mettre dans ② une ration de graines, ② dans la soucoupe recouvrir les graines d'eau.</td>
<td>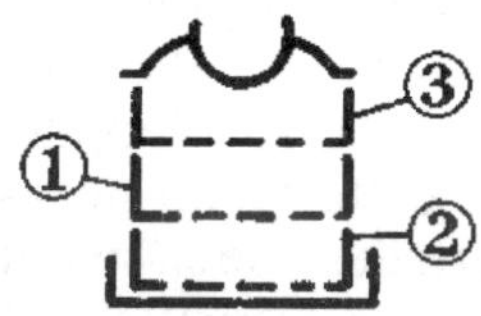

Placer ① sur ② et ③ sur ① couvrir l'ensemble.</td>
</tr>
<tr><th colspan="3">TROISIEME JOUR</th></tr>
<tr>
<td>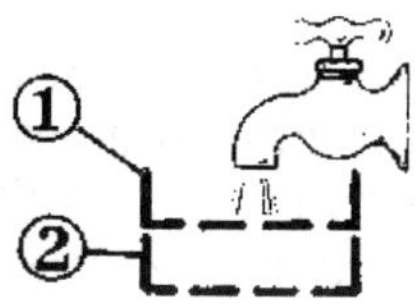

Rincer abondamment les graines contenues dans ① et ②, vider et rincer la soucoupe.</td>
<td>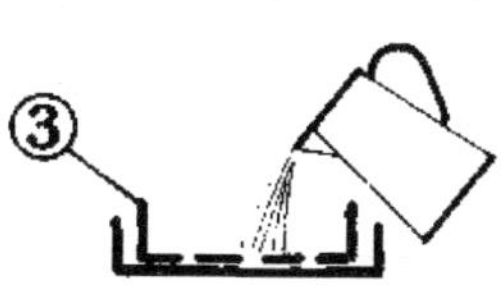

Mettre dans ③ une ration de graines, ③ dans la soucoupe, recouvrir les graines d'eau.</td>
<td>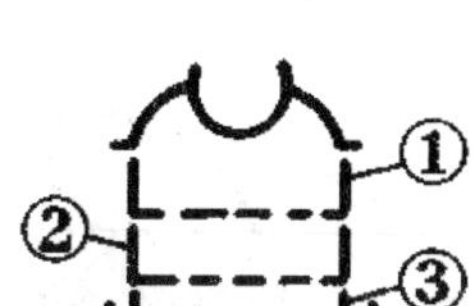

Conserver ① sur ②, placer l'ensemble sur ③</td>
</tr>
</table>

En fin du troisième jour ou au début du quatrième, les semences contenues dans ① sont prêtes à la consommation... Les utiliser tandis qu'elles sont fraîches. l'avantage de produire à la maison, supprime les temps morts répartis au négoce et passés en transport.

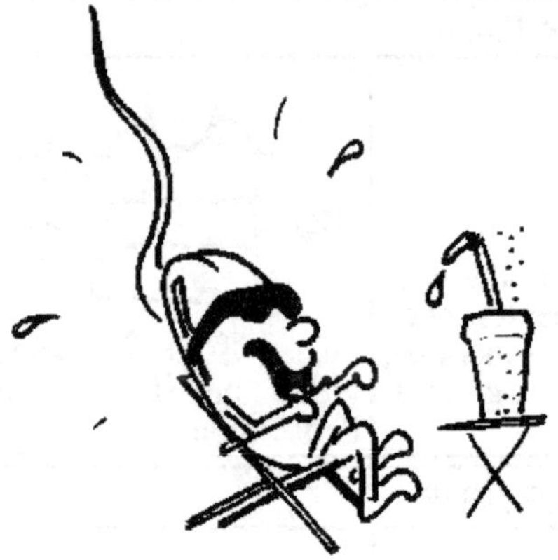

Nettoyer l'élément ① sous l'eau courante en le frottant énergiquement avec une brosse dure. Le garnir de nouvelles graines, le placer dans la soucoupe, etc...

On peut ainsi opérer en continu aussi longtemps qu'on le désire, et récolter chaque jour la dose de produits germés nécessaire pour une cure, ou prévue dans un menu[1].

Au niveau de la quantité, faire germer au plus juste. Les semences superflues ne seront jamais conservées, elles trouveront leur place dans un yaourt, un potage, etc… ou sur l'appui d'une fenêtre pour nourrir les oiseaux.

De cette façon ne seront consommées que des graines fraîchement germées. Se souvenir que les graines ne sont pas dispendieuses et que c'est un plaisir de les préparer.

Malgré toutes les précautions prises lorsque le taux de réussite demeure anormalement bas, cela signifie une durée germinative parvenue à terme : grains trop anciens ou résultat d'une mauvaise conservation.

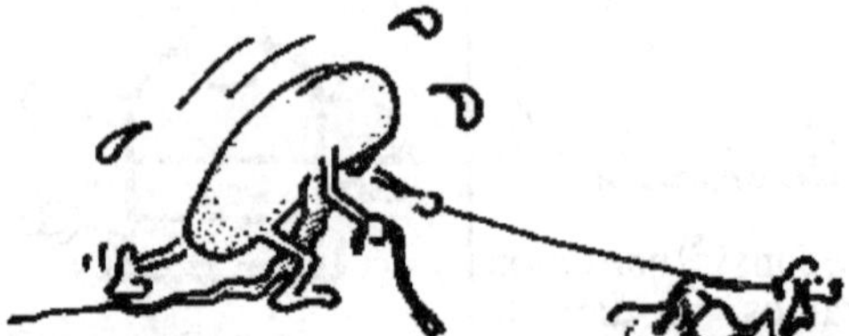

Parfois il s'agit seulement de graines capricieuses ou ne nécessitant qu'une faible humidification. Dans ce cas, changer de démarche :

(1) Pour arrêter la production, garnir de graines le dernier élément que l'on désire récolter. Suivre le cycle habituel en laissant vides les éléments qui se trouveront — à mesure qu'il montera — sous celui qui contient les graines. Les compartiments vides permettront aux graines de recevoir, par capillarité, une humidité constante et mesurée.

appliquer la méthode dite « culture des petites semences ». C'est-à-dire verser très peu d'eau dans la soucoupe, remplir et contrôler le niveau du petit réservoir ménagé sur le dessus du couvercle breveté. Pour obtenir davantage d'informations, voir page suivante.

L'important problème de l'eau

Utiliser, chaque fois que possible, de l'eau de source plate, non minéralisée, pour le trempage.

Grâce à la pression, les graines seront mieux et plus vite rincées sous l'eau courante du robinet d'évier, en demeurant dans les éléménts perforés. Le rinçage déleste la graine des produits protecteurs rendus actifs et des premiers ferments synthétisés par la germination.

En cours de culture, lors des manipulations et permutations des éléments de germoir, ne pas jeter l'eau qui a contenu les semences durant la phase d'absorption. Du fait de la germination naissante, cette eau de trempage dynamisée sera utile pour arroser plantes et fleurs. Dans les conditions naturelles de cultures en champ ou jardin, les substances résiduelles de la germination retournent au sol fortifier la nouvelle plante.

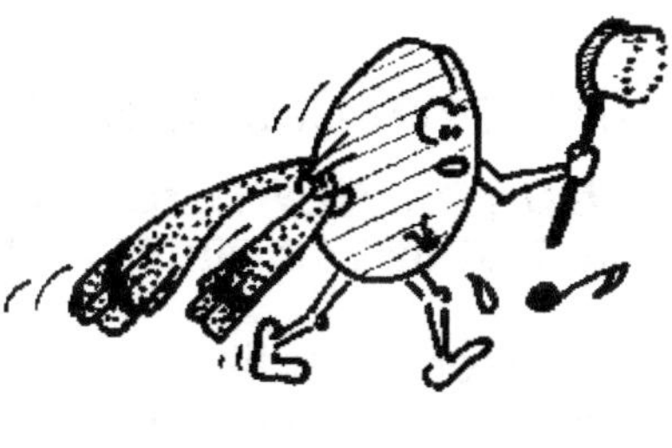

Pendant de fortes chaleurs, laver quand même les graines deux fois par jour. Ce lavage rafraîchissant empêchera l'éventuelle formation de moisissures en cours de germination.

CAS SPÉCIAUX DE GERMINATION

L'invention du couvercle poreux avec réserve d'eau, ouvre la porte* à de nouvelles possibilités, voir page 76

Germination avec plus de trois éléments

Avec un peu de pratique, il est aisé de faire germer plusieurs variétés de semences — dans quatre éléments ou davantage — récoltées simultanément pour entrer dans la composition d'un seul plat. Débuter par les germes qui naissent le moins vite ou par ceux qui supportent d'être consommés plus longs.

Culture des petites graines

• Le maintien des petites graines, telles luzerne, trèfle, moutarde, céleri, fenouil, persil, oignon, dans les compartiments sans qu'elles ne puissent passer par les trous est permis grâce à la confection d'un tamis circulaire — à placer dans le fond de chaque compartiment —, découpé dans un filtre à café en papier alimentaire.
• Ensuite opérer comme d'habitude.

Germination des graines mucilagineuses avec un seul compartiment perforé

• Poser un tamis dans le fond du compartiment, le placer dans la soucoupe.
• Verser les semences de cresson ou de lin.
• Les arroser un peu jusqu'à obtenir une hauteur d'eau de quelques millimètres dans le fond de la soucoupe.
• Couvrir l'ensemble sans oublier de remplir d'eau le petit réservoir ménagé sur le dessus du couvercle.
• Contrôler régulièrement le niveau.

• Pendant plusieurs jours, laisser les germes se développer sans les rincer.
• Récolter lorsque les mucilages sont secs et n'apparaissent plus.
•Avant toute nouvelle opération, bien rincer et brosser le compartiment et changer de filtre.

NOTA BENE.
1) Selon les circonstances, la méthode de culture destinée aux petites graines, peut s'appliquer à des semences capricieuses ou bien nécessitant une plus faible humidification.
2) Sous l'effet de l'hydratation, les mucilages — substances composées de pectines — du cresson et du lin gonflent, en prenant un aspect gluant. Cette consistance recherchée dans la cuisine africaine déplaît généralement aux Occidentaux... Erreur profonde : les mucilages sont numéro un dans la lutte contre la constipation.

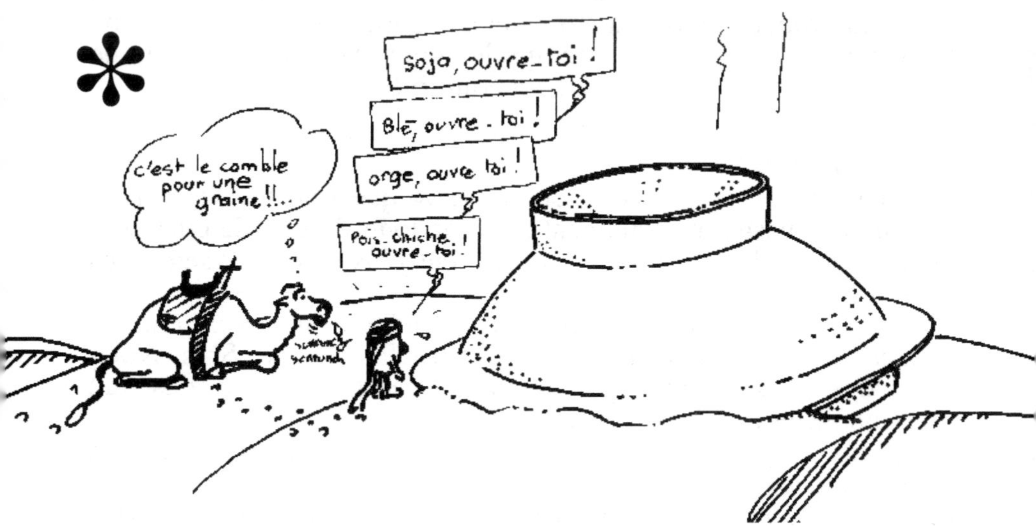
Soja, ouvre-toi !
Blé, ouvre-toi !
orge, ouvre toi !
Pois-chiche, ouvre-toi !
c'est le comble pour une graine !!...

LONGUEUR OPTIMALE DES GERMES

Discussion

Pour satisfaire la demande de lecteurs, un tableau des temps moyens de germination se trouve page 40, il guide le choix et permet de comparer la rapidité de germination entre différentes semences. Le chiffre 3 revient le plus souvent, pour cette raison le germoir domestique en poterie possède trois éléments perforés qui permettent la production en continu de grains usuels — il y a toujours des exceptions, par exemple le riz cargo, lequel malgré une bonne chaleur germe en 6 jours.

Raisonnablement, il est impossible autant qu'inutile d'indiquer la longueur optimale qui peut varier de 4 à 15 mm selon les circonstances et les graines. L'important est de profiter de cette intense activité métabolique qui se produit très rapidement — germination interne — et se matérialise dans les 3 ou 4 premiers jours et de cueillir cette explosion de vie avant que la plante naissante ne l'ait épuisée. De plus il n'est pas bénéfique en attendant trop, de laisser la graine et son germe se dissocier. Mieux vaut consommer en même temps les deux parties plutôt que de rompre un ensemble naturellement équilibré.

Cas du soja

Les pousses de soja frais ou en conserve que l'on trouve dans le commerce, mesurent facilement 5 cm de long, à ce stade elles sont déjà séparées de la graine et ne peuvent plus s'appeler semences germées.
Rien ne prouve dans l'histoire, que le précurseur peuple chinois utilisait des pousses d'une telle ampleur. Ni dans le Shen Nong Bencao Jing, pas davantage dans le Bencao Gangmu, il n'est fait mention de germes détachés de la graine.
• Page 21 : *« Le soja devait être trempé dans l'eau, laissé germer, pelé* (1)*, séché à l'ombre avant d'être utilisé. Bien qu'on lui trouvât un goût doux, sucré, nature... ».* Chacun peut en faire

l'expérience : une pousse commerciale de 5 cm de longueur n'est pas douce, n'est plus sucrée, sans assaisonnement, elle n'est même pas très bonne…

• Page 22 : Li Shizen trouve le soja vert « dont le grain possède une jolie pousse blanche agréable à consommer », il s'agit donc encore de graines germées — graine + germe —.

Cédant à l'habitude, le traducteur a commis l'erreur en traitant du soja d'écrire « pousse », il aurait fallu écrire germe. Circonstances atténuantes : les deux mots en français ne se traduisent que par un seul idéogramme en langue chinoise.

Des informateurs ayant anciennement séjourné en Chine ou au Vietnam, rapportent avoir consommé d'une façon habituelle de délicieux plats traditionnels préparés avec du soja germé acheté sur les marchés locaux. *« Les germes mesuraient approximativement 1 cm de long et souvent bien moins. »*

Conclusion

Rien n'explique sérieusement le pourquoi des très longs germes, si ce n'est qu'une fois encore on pénètre dans le domaine si tentateur du plus.

Cas des grains décortiqués

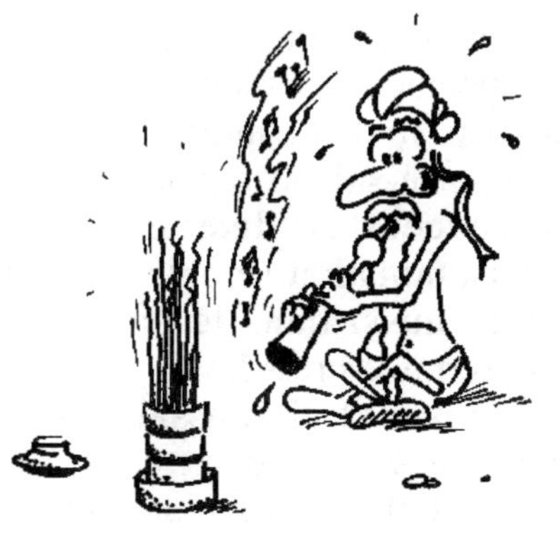

Dans les magasins spécialisés, les grains de riz complet, sarrasin, sésame… sont offerts généralement décortiqués. En action se développe très rapidement une germination intérieure, puis apparaissent de petits germes dont on peut se satisfaire, l'appréciable étant que le phénomène germination se soit produit.

(1) A condition que le tégument se décolle seul. Dans ce cas, jeter l'ensemble dans l'eau, l'enveloppe verte de la graine flottera sur le dessus, l'enlever avec une écumoire.

PETITES FEUILLES ET JEUNES POUSSES

Petites feuilles

L'air et la lumière sont les éléments indispensables pour la création de chlorophylle, les amateurs de petites feuilles, pour garnir les sandwichs, enlèveront le couvercle du germoir — la journée pour le remettre bien humide la nuit —, lorsque les graines auront atteint le dernier étage, et placeront l'appareil une journée ou davantage devant une fenêtre non ensoleillée.

Cette culture attrayante sera d'une utilité certaine dans les lieux — rares — où ne se trouvent pas de feuilles vertes... telles fanes fraîches de radis ou de navets, choux verts, salades, persil, etc...

Sinon elle présente peu d'intérêt, la croissance de celles-ci, nécessitant l'absorption des propriétés reconnues de la graine par les pousses et les petites feuilles.

Les jeunes pousses

Se développant grâce aux propriétés contenues dans les graines : au fur et à mesure de leur croissance, les spectaculaires jeunes pousses offrent de moins en moins d'intérêt au niveau de la nutrition.

Blanches ou verdies, les pousses de contre-saison ont longtemps fait le bonheur des populations menacées de disette... Bien d'autres aliments protéinés dont la consommation semblerait pour le moins maintenant suspecte, étaient aussi dans le passé des aliments recherchés dans l'attente des premières récoltes...

Consommées **crues, très fraîches ou cuites et bien assaisonnées** les pousses de soja craquent agréablement sous la dent. Qu'il soit permis de sacrifier quelques préparations culinaires à leur profit... et à celui de la gourmandise. En réclamer au cours des repas où les écarts sont de règle, car au moins si elles sont issues de récolte récente, elles ne rendront pas malades ceux qui les dégusteront.

APPROVISIONNEMENT DES GRAINES A GERMER

Pour un usage quelque peu important et continu des germinations, il est prudent et avantageux d'approvisionner dès la récolte passée et selon la place dont on dispose, les grains de base que l'on aura sous la main, sous condition qu'ils soient secs, propres et bien triés

Moyens de se fournir

• Se rapprocher de producteurs spécialisés, dont le faible assortiment est souvent un handicap.
• Un éventail plus largement ouvert sur les graines à germer est souvent disponible dans les magasins d'alimentation naturelle. Privilégier ceux qui se fournissent le plus directement possible chez les producteurs.
• Le meilleur choix se trouve peut-être dans les salons appropriés. Dans tous les cas, contrôler les garanties et souhaiter que le produit soit récent.

Les personnes isolées ou possédant le goût et le temps de jardiner, les irréductibles de l'auto-consommation, pourront produire au jardin leurs propres semences.

Mise en culture, cas généraux

Les semailles ont habituellement lieu au printemps, lorsque le sol mis en condition de produire par les températures hivernales, se réchauffe. En conséquence, mis à part quelques renseignements pour semences particulières, il n'apparaît pas justifié de traiter plus profondémment ce sujet.

Sur un terrain déjà préparé, enterrer le compost à l'automne ou d'autres engrais humiques naturels. Sinon après un semis de luzerne, enfoui quelques semaines avant l'utilisation du sol :
• Façonner superficiellement la terre au printemps avant de semer en ligne, ce qui facilite le binage.
• Avant semailles faire subir un test de germination aux graines.

Voir page 159.
• Tracer des sillons, semer à une profondeur de 4 cm, pour les céréales ou grosses légumineuses et moins de 4 cm pour les petites. Ne pas recouvrir de suite les semences de toute la terre relevée.
• Laisser sortir la plante avant de rabattre le reste de terre, butter si nécessaire.
• Une autre solution consiste à préparer finement le lit de semence, semer, ratisser et recouvrir l'ensemble d'un mulch — paillage —. Retirer ce paillage dès que les légumineuses ont atteint le stade cotylédonaire ou que pointe le germe des céréales.
• Par la suite et s'il le faut : arroser. Faire suivre l'arrosage d'un binage du sol.
• En début de végétation, biner une fois par semaine, ensuite espacer ces façonnages.
NOTA BENE. L'ensemencement délicat des très petites graines : cresson, luzerne, moutarde, radis, trèfle..., peut poser quelques problèmes au jardinier débutant. La meilleure opportunité semble alors de repiquer des semences que l'on aura laissé germer durant trois jours. Voir « *Prégermination des graines avant semailles* », page 159.

Mise en culture. Quelques cas particuliers
• Fenugrec. Bisannuel. Semailles en février/mars et avril/mai dans les régions ou les gelées printanières sont encore à craindre.
• Lentilles. De mars à mai, semailles en poquets — récolte en touffes — disposés en échiquier, écartés de 35 à 45 cm les uns des autres.
• Luzerne. Plante triannuelle et même davantage lorsqu'elle n'est pas étouffée par des graminées ou autres herbes adventices qu'il faut biner ou mieux arracher.
Les semailles peuvent débuter en mars, ainsi la croissance sera favorisée par les pluies du printemps. Comme toutes les légumineuses, la luzerne vit aux dépens de l'azote atmosphérique. Les terres argilo-calcaire lui conviennent bien mais elle s'accorde mal des limons de consistance très fine. Dans certains cas, la légumineuse peut être associée avec une plante abri végétant en ligne clairsemée : orge par exemple.
• Pois chiches. Selon les régions, semer en poquets, depuis la seconde moitié de novembre jusqu'au début du printemps.

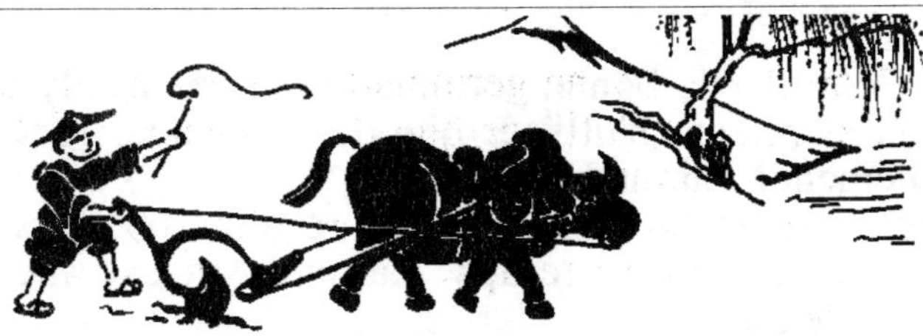

• Soja. Suivant la situation du lieu : semailles en mars ou avril. Lors de la première plantation de soja jaune mieux vaut inoculer dans le sol des bactéries spéciales, que l'on trouve avec mode d'utilisation chez les spécialistes de produits agricoles. L'inoculation de bactéries symbiotiques n'est d'aucun effet sur la germination. Elle concourt seulement à la formation d'une multitude de nodosités sur les racines de la plante, lui permettant d'utiliser directement l'azote de l'air nécessaire pour sa bonne croissance. Le surcroît de ce corps simple demeurant fixé dans le sol en prévision de futures autres cultures.

• Maïs. Dans la partie la mieux exposée du jardin, lorsque le sol est bien réchauffé, sur des lignes distantes de 40 cm et tous les 30 cm : semer 2 à 3 grains à une profondeur de 2 à 4 cm. Veiller à ce que la culture ne manque pas d'eau au moment de la polinisation.

• Millet. Le semer en mai sur une terre bien préparée. Arroser le semis dans les 24 heures. Après 90 jours : moissonner.

• Riz. A la demande de jardiniers, qu'il soit permis d'indiquer l'essentiel concernant la culture du riz, dans un lopin de terre inondable. Les conditions les plus favorables pour cette pratique et qu'il faut conserver, sont : eau à volonté — que l'on souhaitera non polluée —, température optimum 28° à 30° durant la croissance, possibilité d'un terrain légèrement creux mais plan et parfaitement horizontal — on n'insistera jamais assez à ce sujet —.

Opérations traditionnelles : préparation de la terre, fumure, semaille à la volée du paddy, fauchage, mise en gerbe et battage dès le grain parfaitement sec.

Opérations spéciales : fin avril/début mai, semer le paddy à sec.(1) Mettre en eau.(2) Prévoir un ou deux centimètres d'eau au dessus du niveau du sol. Attendre la récolte 150 jours. Huit jours avant qu'elle n'arrive, arrêter l'eau pour cueillir à sec.

(1) Ou après mise en eau

(2) Avec un hectare et durant 150 jours : 2 à 2,5 litres d'eau sont nécessaires à chaque seconde. Pour une rizière familiale, irriguer en proportion.

NOTA BENE. Contrôler la bonne germination du riz paddy avant semailles. Sinon et mieux, n'utiliser que des semences récentes, séchées naturellement à l'air ambiant.

• Sarrasin. Semé courant juin en Bretagne, récolté 100 jours plus tard sans ne rien faire entre temps. Le sarrasin est une tête d'assolement pour le blé.

Les gerbes sècheront debout sur place. Après battage, le grain conservé sur le plancher d'un grenier sera remué et changé de place chaque jour, jusqu'à ce qu'il soit parfaitement sec.

En tant que semence, conserver le grain tel quel. Destiné à être moulu, le piler au pied pour détacher le pistil — de la fleur — encore solidaire du grain.

• Cresson alénois. Bisannuel. Semaille mars/avril et récolte 90 jours plus tard. Cette pousse rapide évite les façonnages.

• Tournesol. C'est une culture sans problèmes à condition de bien choisir ses variétés. Se souvenir que les espèces tardives se sèment les premières.

Moissonnage, battage

Avant la récolte, les plantes les plus saines et les plus robustes seront choisies comme porte-graine et les meilleures graines réservées pour le prochain ensemencement.

Pour obtenir un mûrissement complet et une meilleure conservation :

• Les tiges fauchées — avec faux, faucille ou barre de coupe adaptée sur un motoculteur —, après mise en javelles, finiront de sécher en gerbes, en meules ou suspendues dans un bâtiment aéré, avec les touffes et les pieds directement arrachés.

L'égrenage se fait au fur-et-à-mesure des besoins :

• Par grosses poignées, frapper les épis contre une surface dure.

• Les gerbes seront dépiquées : au fléau, roulées ou foulées sur une aire.

• Les touffes, les pieds arrachés, les épis coupés devront être battus, logés dans un sac.

Il demeure encore à vanner, tamiser, trier. Pour mener à bien ces tâches fastidieuses : l'aide d'un tarare — il existe de petits modèles souvent vendus d'occasion — ou d'un séparateur ne serait pas négligeable.

CONSERVATION DES GRAINS À COURT TERME

Le grain, organisme vivant possédant ses propres métabolismes, sera stocké en un lieu sec bien nettoyé mais frais, dans des matériaux lui permettant de « respirer un peu », à l'abri de la lumière, de la poussière[1], des insectes, des oiseaux et autres animaux et surtout de l'humidité : coffres en bois de toutes

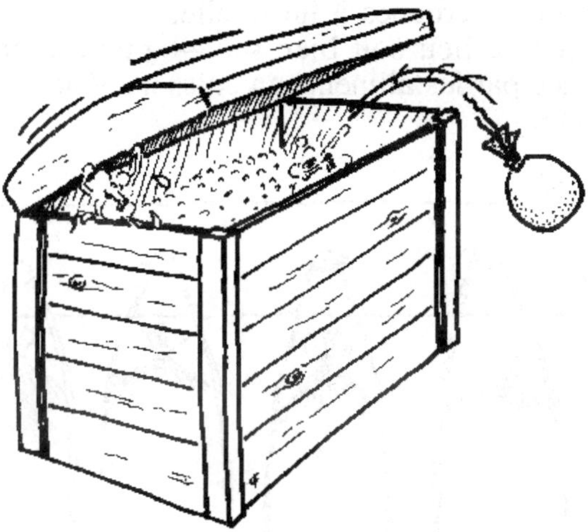

dimensions et diverses formes, sacs de toile ou de jute, gourdes calebasses suspendues au plafond[2], poteries non vernissées de toutes tailles avec couvercle, poterie, bois ou liège naturel. Des « diables » anciens même fendus — boucher les fentes en les frottant avec une gousse d'ail —, feront l'affaire dès lors où ils sont bien nettoyés avec du gros sel et un tampon de papier blanc mais à condition qu'ils possèdent encore leurs couvercles.

---

(1) Ce matériel est utile pour toutes les graines directement utilisées en cuisine, ainsi que pour les céréales destinées à être moulues.
(2) C'est ainsi que dans les Andes, les Amérindiens conservent les graines de semences d'une année à l'autre. Culture et séchage de la cucurbitacée, voir « Ces étonnants nichoirs traditionnels », Max Labbé, Auteur auto édité, Paris 1993.

Dans les réserves non suspendues, pour éviter le pillage par les rongeurs, il est prudent d'alourdir les couvercles avec des briques ou de grosses pierres. De temps à autre, remuer les grains ou secouer les contenants. Cette aération des semences situées à l'intérieur de la masse permet d'éviter les attaques de charançons. Autre mode de protection contre ces insectes : mélanger aux grains quelques gousses d'ail.

Les graines seront également préservées par l'emploi de silos en textile naturel — toile de lin ou de coton —, avec distributeurs en bois. Ils seront accrochés à un râtelier près du poste de travail, à condition que ce lieu soit bien sec — prendre garde à la vapeur d'eau dégagée par les aliments en cuisson. Voir tracés ci-dessous et page suivante.

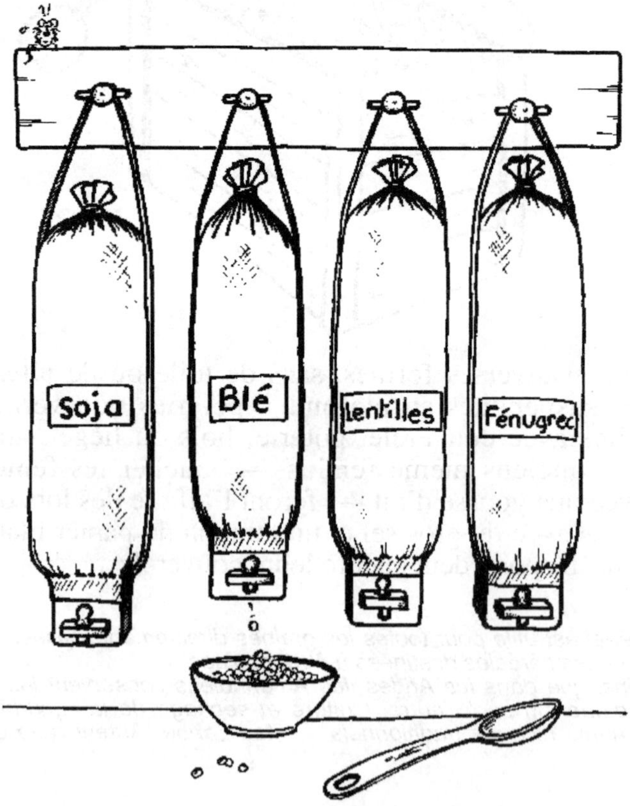

D'après la position avant ou arrière du tiroir, le passage du grain est fermé ou ouvert avec débit variable grâce à l'ouverture percée dans la tirette.
Pour obtenir l'ouverture appuyer sur le tiroir.
Lâcher le tiroir, la fermeture est automatique en raison d'un élastique ou d'un ressort de rappel reliant le tiroir au corps du distributeur et le ramenant en butée.
La partie inférieure — comprenant ourlet et cordon — du manchon textile est fixée au corps du distributeur, grâce au cordon serré dans la saignée circulaire prévue à cet effet.
Les silos textiles sont disponibles dans les magasins spécialisés. Faute de quoi, construits par des bricoleurs possédant quelques notions de couture, une scie-sauteuse, une perceuse, un mini-tour à bois animé par la perceuse.
Accessoirement 2 goupilles cannelées en bois 6x30, 2 vis à bois de 5x20 avec tête fraisée, un élastique ou un long et mince ressort à boudin sont nécessaires. Les côtes sont données en mm.

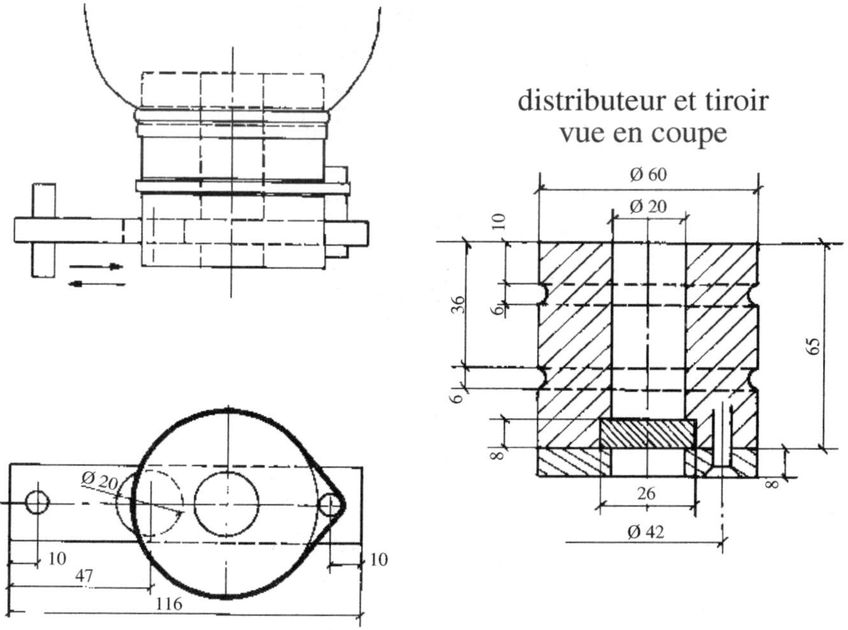

détail du distributeur de graines

Isolé ou groupé en batterie de deux ou trois unités et davantage, le silo mural rempli le même office. Sa construction en bois non traité évite les éventuels problèmes d'humidité.
Un vitrage à l'avant permet de contrôler à tout instant le niveau, la qualité et l'état des semences contenues.
Un tiroir ± semblable à celui des silos textiles se trouve à la partie inférieure. Cette réserve est obturée en partie haute par un couvercle simplement posé ou articulé par charnières.

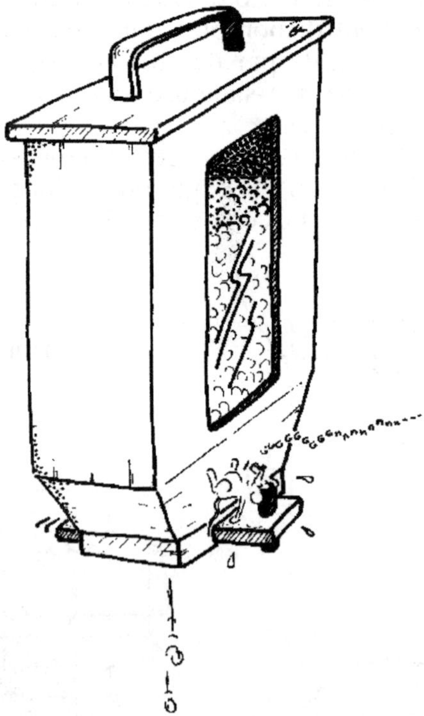

Au Musée Agricole du Caire se trouve une imposante poterie ayant servi de silo à grains dans l'Antiquité. La pièce mesure environ 1 m de haut sur 80 cm de diamètre maximum, laissant la possibilité de stocker plus de 500 kg de blé ou d'orge.
L'approvisionnement se fait par le haut. A la partie inférieure un guichet réglable laisse couler les grains ou passer un léger courant d'air.

ENTRETIEN GÉNÉRAL D'UN GERMOIR DOMESTIQUE

« Pour faire de la bonne cuisine, il faut des ustensiles, des vêtements et des mains propres. De même pour faire de bonnes graines germées, la plus grande propreté est indispensable. »
En cours de fonctionnement, nettoyer à tour de rôle les compartiments — sous l'eau courante avec une brosse végétale à légumes —, après qu'ils aient atteint le dernier étage du germoir et soient vidés de leurs graines.

De temps à autre, placer les pièces de grès dans le lave-vaisselle mais laver le couvercle en poterie à l'eau bouillante (1) **ou bien employer un détergent « bio » recommandable**. Sinon mettre à dissoudre 120 g de sel marin dans 30 cl d'eau. Avec ce détersif et une brosse végétale, frotter vigoureusement couvercle, éléments, et soucoupe.

Spécification

Exceptionnellement, un inconvénient peut se produire après la mise à germer de graines — blé plus particulièrement — sélectionnées et pourtant contaminées. On ne s'aperçoit du fait qu'au moment de la germination. Sous l'effet de parasites, en général caries et/ou charbons nus des céréales; d**es graines de moindre résistance généralement anciennes,** sont transformées en balles sporifères fragiles, éclatant en cours de battage et diffusant des spores sur toutes les graines environnantes, où ils se fixent. Dès lors quelques foyers de faible contamination peuvent se trouver dans les silos, le matériel de triage et de conditionnement... et les germoirs... ou des graines pourtant jugées viables, moisissent. Cet accroc, rare mais néanmoins possible, ne doit pas inviter l'utilisateur à sombrer dans la consommation de produits mieux « protégés »... sous tutelle chimique.

(1) Les tonneaux de bois dans lesquels se faisaient partout et se font encore souvent, la choucroute et tous les autres produits lacto-fermentés, les cuveaux destinés à la fermentation du lait n'ont jamais été nettoyés autrement.

ACTE 4
PRÉPARATIONS CULINAIRES

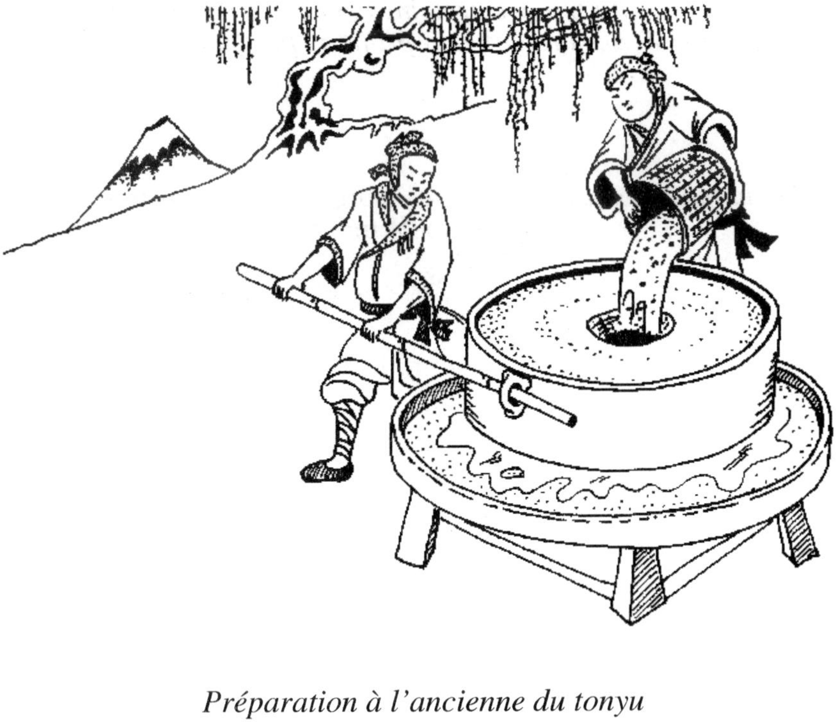

Préparation à l'ancienne du tonyu

« A chaque moment de la vie, la graine germée riche en glucides, lipides, protéines, acides aminés, minéraux, vitamines, oligo-éléments, fibres végétales, est l'élément compensatoire de l'alimentation moderne pauvre en nutriments vivants. Elle rend possible la substitution des protéines animales cause de certaines maladies dites de surcharge au profit de protéines végétales. »

« La malnutrition est plus facile à soigner que la surnutrition. »
Hwei-Ming

AVERTISSEMENTS

• Céréales et légumineuses se complètent[1] : les acides aminés essentiels qui manquent aux légumineuses se trouvent en effet dans les céréales — acides aminés soufrés : méthionine, cystine — et ceux qui font défaut aux céréales sont présentes dans les légumineuses — lysine, arginine —. L'avantageuse association : légumineuses, céréales + l'éventualité de feuillages verts et de sous-produits animaux est facilement réalisable en intégrant des graines germées dans la cuisine.

soit **plat de légumineuses + céréales germées, etc...**

soit **plat de céréales + légumineuses germées, etc...**

• Une partie des vitamines est perdue par la cuisson, ainsi qu'une quantité des plus fragiles ferments, d'où l'intérêt présenté par des recettes comportant aussi souvent que possible des semences crues. Malgré cela, il est remarquable que :
- Toutes les vitamines ne sont pas thermo-destructibles.
- L'estomac « actuel » peut digérer intégralement les graines crues, la germination y aide, mais cela ne permet pas toujours l'ingestion d'une grande quantité de graines, mieux vaut donc en cuire une partie que de s'en priver.

• En revanche, faire germer à l'avance ou approvisionner une quantité trop importante de semences germées, dont une partie sera conservée au réfrigérateur est une mauvaise solution. La déperdition en vitamines des végétaux conservés au froid est plus que sensible et la chaîne du froid ne demande qu'à être rompue.

• Consommer toujours la graine et son germe. Vouloir les séparer est perdre son temps et une fraction appréciable des propriétés de l'ensemble. Wai et al (1947) le confirment en rapportant que les 2/3 de

(1) Exemple : couscous/pois chiches, riz/soja, maïs/lentilles...

la riboflavine du soja demeurait toujours dans les cotylédons.
• Les légumes secs cuisent plus vite si on les fait prégermer, c'est-à-dire tremper à l'avance. Indépendamment, cette pratique est bénéfique par la diminution en facteurs antinutritionnels qu'elle induit dans les céréales et les légumineuses et par la solubilisation des vitamines.
• S'il est inutile de mentionner que dès le premier jour, la germination augmente très significativement le CEP (1) et valorise la qualité protéique, il est nécessaire de rappeler au lecteur que certaines vitamines du groupe B à savoir B1, B2, B6 et la vitamine C sont solubilisées par l'eau. Les vitamines d'autres groupes A, D, K le sont par l'huile.
Solubiliser signifiant rendu soluble par un « traitement préliminaire convenable » : dans le cas des vitamines nommées ci-dessus le traitement serait la mise en solution dans l'eau ou dans l'huile selon le groupe.
Avec les graines germées, tout est avantage : les vitamines des groupes cités ci-dessus sont solubilisées, car :
• Les graines germent après imbibition, s'il y a lieu, les vitamines B1, B2, B6, C deviendront solubles par l'eau de trempage et peut-être par l'eau résiduelle après rinçage.
• Toutes les graines germées — de même que les végétaux —, devront être accompagnés en cuisine de corps gras. Par suite et s'il y a lieu, les vitamines des groupes A, D, K seront solubisés par l'huile végétale ou les sous-produits animaux d'accompagnement. L'exception étant les graines oléagineuses, tel le soja ou le tournesol fournissent elles-même leur huile.
• Avant d'être utilisées cuites ou consommées crues : il est toujours préférable de rincer les graines germées.

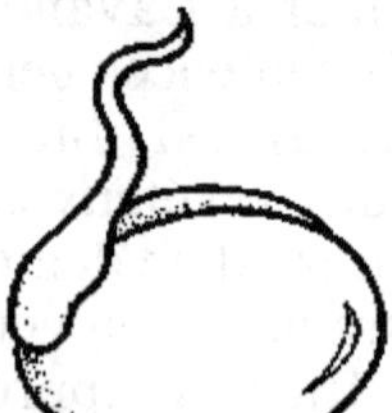

(1) CEP = Coefficient d'Efficacité Protéique

MOUTURE ET BROYAGE DES GRAINS GERMÉS

Mouture des grains séchés après germination

Traités à la façon du malt c'est-à-dire sèchés et broyés[1] après germination les grains donneront une farine ± fine, employée dans différentes compositions alimentaires, ainsi qu'en biocosmétologie.

Broyage des grains fraîchement germés

D'abord exécutée avec les dents, la réduction des graines fraîchement germées se fait au mixer ou avec de petits moulins à noix métalliques ou encore par pilonnage. Pour un résultat

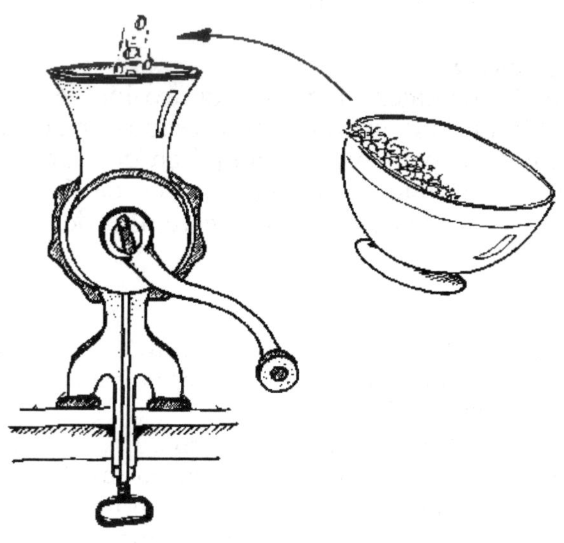

(1) et cuits longuement dans le cas du soja jaune.

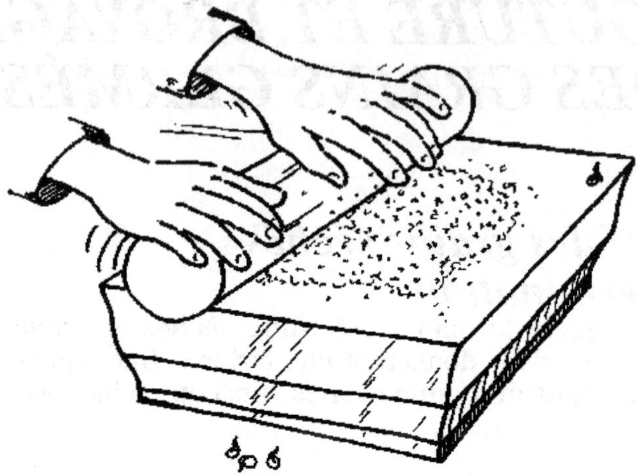

semblable la solution est peut-être aussi celle des droguistes du Sud-Est Asiatique qui broient leurs ingrédients entre un socle de granit ou de marbre et un rouleau de même matière — évitant le contact de la graine éclatée contre le métal —. A la suite d'essais avec ce genre de matériel, les graines germées étant bien écrasées, les recettes suivantes ont été créées.

Timbale de printemps
Faire germer des céréales : blé, orge ou avoine, les écraser. Verser le résultat obtenu dans un ramequin, recouvrir de jus de tomate fraîche. Ajouter un petit oignon coupé en dés, une échalote, une gousse d'ail, une pointe de sel, une pincée de thym. Bien tasser. Deux heures après, retourner sur une feuille de salade et garnir d'une olive.

Dessert
Même procédé... Mélanger les grains germés avec une pomme ou une poire écrasée, une noisette et une noix hachée, une pointe de miel plus un soupçon de cannelle.
Tasser dans un ramequin, consommer frais.
On peut remplacer la pomme écrasée par un jus d'orange. Rajouter un peu de peau de citron râpée plus une pointe de noix de coco rapée plus quelques raisins secs et un pruneau préalablement trempé et coupé fin.

160 RECETTES AMÉLIORÉES PAR LES GRAINES GERMÉES

1) Table de 70 recettes particulières aux quatre temps de la vie

• Pendant **l'enfance**, les graines germées comblent le besoin incessant de vitamines et de sels minéraux.
• Elles apportent leurs principes vitalisants aux **adolescents** en cours de croissance, amateurs de sport ou poursuivant des études.
• L'activité intense déployée au moment de la **maturité** nécessite de rapides apports d'énergie dans le corps. Ils seront avantageusement fournis par ces agréables compléments alimentaires naturels.
• Au temps de la **sagesse**, se souvenir que nos propres synthèses d'enzymes — ferments — ont tendance à diminuer d'ou l'intérêt du recours aux graines germées.

L'ENFANCE

Pomme de terre surprise

1 POMME DE TERRE PAR ENFANT, 1 CUILLERÉE À SOUPE DE GRAINES DE LENTILLES GERMÉES, 1 CUILLERÉE À CAFÉ DE SAUCE MAYONNAISE.

Faire cuire au « diable » (1), à la vapeur ou à l'eau des pommes de terre moyennes, les égoutter, les creuser. Remplir la cavité de lentilles germées et de mayonnaise.

Omelette « Rouge »

1 ŒUF PAR ENFANT, 1 TRANCHE DE TOMATE, 1 CUILLERÉE À CAFÉ DE BLÉ GERMÉ , GINGEMBRE, — FACULTATIF —.

Battre vigoureusement les œufs, ajouter sel, gingembre et la cuillerée à café de blé germé. Mettre dans une petite poêle graissée, une tranche de tomate. Faire revenir et verser le mélange œufs-épices dessus. Faire cuire 2 ou 3 minutes. Servir l'omelette pliée.

Soupe moelleuse

SOUPE AUX LÉGUMES (CAROTTES, NAVETS, POMMES DE TERRE, OIGNONS), 1 CUILLERÉE À SOUPE DE POIS CHICHES GERMÉS, 4 CUILLERÉES À SOUPE DE LAIT DE SOJA.

Faire une soupe avec carottes, navets, pommes de terre, oignons. La passer. Ajouter le lait de soja et jeter 15 à 20 minutes avant la fin de cuisson les pois chiches germés. Pour 4 enfants.

Soupe « Magique »

500 G DE POTIRON, 2 OU 3 POMMES DE TERRE, 1/2 LITRE DE LAIT DE VACHE OU LAIT DE SOJA, 1 CUILLERÉE À SOUPE DE SÉSAME GERMÉ.

Faire cuire le potiron coupé en petits morceaux avec les pommes de terre. Cuire trois quarts d'heure. Passer, ajouter le lait et le sésame germé. Pour 4 enfants.

« Bonjour les crudités »

3 CAROTTES RÂPÉES, 1/4 DE CÉLERI RÂPÉ, BATONNETS D'UN RADIS NOIR, 50 G DE RAISINS SECS, 1 CUILLERÉE À SOUPE DE LUZERNE GERMÉE.

Dans des assiettes individuelles, faire des bonhommes en crudités.

---

(1) «Cette étonnante cuisine au diable », Max Labbé, Edition Labbé.

Radis noir = jambes + bras + mains.
Raisins secs = pieds.
Carottes râpées + deux raisins secs = visage.
Luzerne — ou alfalfa — germé = cheveux.
Céleri = Corps.

Tomates « Vive l'appétit »

6 TOMATES BIEN FERMES, 1 AVOCAT, 1 CUILLERÉE À CAFÉ DE BLÉ GERMÉ, HUILE, SEL.

Mettre dans un plat de service, les tomates bien fermes, les creuser, les remplir de sauce préparée en écrasant l'avocat avec de l'huile et du sel. Saupoudrer avec le blé germé. Pour 4 enfants.

Salade en « Roulettes »

6 GRANDES FEUILLES D'UNE SALADE VERTE, 100 G SAUCE TOMATE, 1 CUILLERÉE À SOUPE DE GRAINES GERMÉES, FENUGREC, LENTILLES, LUZERNE, SOJA VERT ET BLÉ AU CHOIX OU MÉLANGÉS.

Laver sans les briser les feuilles de salade. Les faire sécher dans un torchon, les étaler. Mettre au centre un peu de concentré de tomates. Ajouter les graines germées. Rouler chaque feuille pour refermer le mélange. Servir les feuilles roulées les unes contre les autres. Pour 4 à 6 enfants.

Plat « Royal »

UNE PURÉE DE 1 KG DE POMMES DE TERRE, UNE PURÉE DE 500 G DE CAROTTES, PERSIL, 2 CUILLERÉES À SOUPE DE LENTILLES GERMÉES.

Faire une purée de pommes de terre et une purée de carottes. Présenter sur un plat — rond si possible — une couronne avec la purée de pommes de terre et à l'intérieur un rond plus petit avec la purée de carottes. Remplir le centre avec les lentilles germées. Saupoudrer de persil haché. Pour 4 enfants.

Salade « Fraîcheur »

1/4 DE CHOU, 3 CAROTTES, 1 NAVET, 1 BETTERAVE, 2 TOMATES, 1 CONCOMBRE, 10 OLIVES, 1 CUILLERÉE À SOUPE DE LUZERNE GERMÉE.

Dans de petites assiettes individuelles, disposer les carottes, le navet et la betterave râpés. Quelques lanières de chou vert ou rouge, deux tranches de tomates, quelques dés de concombre. Saler légèrement, huiler, décorer avec les olives. Saupoudrer avec les graines de luzerne germées. Pour 4 enfants.

Crêpes « Délices d'enfant »

4 CRÊPES FINES BLÉ OU SARRASIN, CONFITURE OU MIEL, 1 CUILLERÉE À SOUPE DE GRAINES DE LIN GRILLÉES.

Prendre chaque crêpe, mettre au centre de la confiture ou du miel mélangé aux graines de lin grillées. Rouler fermement et présenter les crêpes serrées les unes contre les autres. Pour 4 enfants.

Purée « Paysage »

PURÉE DE 6 POMMES DE TERRE ET 1/4 DE CÉLERI, 1 CUILLERÉE À CAFÉ DE BLÉ GERMÉ, 1 NOIX DE GRAISSE VÉGÉTALE NON HYDROGÉNÉE OU BEURRE.

Faire cuire les pommes de terre et le morceau de céleri-boule. Ecraser ou passer au mixer. Sur un plat présenter la purée en pyramide avec un puits au milieu. Ajouter le morceau de beurre ou de graisse végétale et sur le dessus le blé germé. Pour 4 enfants.

« Vivent les bananes »

4 BANANES, UNE PINCÉE DE CANNELLE EN POUDRE, 1 CUILLERÉE À CAFÉ DE LUZERNE GERMÉE.

Eplucher les bananes. Les couper en deux dans la longueur, les faire rôtir de chaque côté dans une poêle. Sucrer légèrement, saupoudrer de cannelle en poudre et des graines grillées de luzerne germées. Pour 4 enfants.

Salade de fruits

2 POMMES, 2 POIRES, 1/2 ANANAS, 2 BANANES, 2 ORANGES, 2 CUILLERÉES D'EAU DE FLEUR D'ORANGER, 1 CUILLERÉE À CAFÉ DE MIEL, 1 CUILLERÉE À CAFÉ DE LIN GERMÉ.

Dans un saladier, mettre le jus des oranges pressées, de l'eau de fleur d'oranger et du miel. Bien mélanger, allonger avec de l'eau. Mettre dans ce jus, les pommes et poires coupées en dés. L'ananas et les bananes coupées en tranches. Saupoudrer de graines de lin germées. Pour 4 enfants.

Soupe « Délicate »

SOUPE AUX LÉGUMES, ORGE GERMÉE.

Faire une soupe avec les légumes de saison. Passer au mixer. Avant de servir, jeter dans le bouillon, l'orge germée.

« Fromage délectable »

300 G DE FROMAGE BLANC, 1 CUILLERÉE À SOUPE DE SUCRE OU DE MIEL, 50 G D'AMANDES EFFILÉES ET GRILLÉES, 1 CUILLERÉE À SOUPE DE BLÉ GERMÉ.

Bien battre le fromage blanc avec le sucre ou le miel. Présenter dans des petits bols. Décorer avec les amandes effilées, grillées et les grains de blé germés. Pour 4 enfants.

L'œuf « Simple »

1 ŒUF PAR PERSONNE, 1 PINCÉE DE CUMIN, 1 CUILLERÉE À CAFÉ DE SOJA GERMÉ.

Faire cuire les œufs au plat. Saupoudrer de cumin en poudre et de soja vert germé.

Crêpes « Vacances »

4 PETITES CRÊPES, 1 CUILLERÉE À CAFÉ DE PURÉE D'OLIVES — TAPENADE —, 1 CUILLERÉE À CAFÉ DE LENTILLES GERMÉES.

Prendre 4 petites crêpes confectionnées à la farine de blé ou de sarrasin. Tartiner de tapenade et parsemer avec les lentilles germées. Rouler les crêpes, les présenter les unes contre les autres.

Tartelettes onctueuses

4 TARTELETTES, 2 CUILLERÉES À SOUPE DE SAUCE BÉCHAMEL, 1 CUILLERÉE À CAFÉ DE MOUTARDE GERMÉE, UNE PINCÉE DE CURRY.

Prendre 4 fonds de tartelettes, les remplir avec la sauce béchamel —farine, eau —, plus le curry. Décorer avec les graines de moutarde germées.

« Dessert des fées »

250 G DE RIZ, 1 LITRE DE LAIT OU DE LAIT DE SOJA, 2 CUILLERÉES À SOUPE DE SUCRE, UNE PINCÉE DE CANNELLE EN POUDRE, 1 CUILLERÉE À CAFÉ DE SEIGLE GERMÉ.

Faire cuire le riz dans le lait environ trois quarts d'heure. Sucrer. Ajouter un peu de cannelle en poudre et au dernier moment les grains de seigle germé. Pour 4 enfants.

Friandises « Récompense »

10 DATTES, 10 FIGUES, 1 CUILLERÉE À SOUPE DE CRÈME D'AMANDES, 1 CUILLERÉE À SOUPE DE SÉSAME GERMÉ., FEUILLES DE VIGNE OU DE MENTHE.

Ouvrir les figues sèches aux trois quarts. Dénoyauter les dattes. Remplir ces fruits secs de crème d'amandes, légèrement sucrée, mélangée de graines de sésame germées. Présenter en couronne sur des feuilles de vigne ou de menthe fraîche. Pour 4 enfants.

L'ADOLESCENCE

Petit déjeuner

PAR PERSONNE : 100 G DE FLOCONS DE CÉRÉALES, 1/2 LITRE D'EAU OU DE LAIT, MIEL, 1 POMME, 1 BANANE, 1 CUILLERÉE À CAFÉ DE LIN GERMÉ.

Faire tremper des flocons le soir. Le matin, ajouter le lait ou l'eau et cuire légèrement. Ajouter le miel, une pomme râpée, une banane coupée en cubes et les graines de lin germées.

Bouillie

PAR PERSONNE : 1 BOL DE BLÉ MOULU, 1/2 LITRE D'EAU OU DE LAIT, MIEL, 10 AMANDES HACHÉES, 1 CUILLERÉE À CAFÉ DE FENUGREC GERMÉ.

Délayer le blé moulu avec l'eau ou le lait. Faire cuire en tournant sans cesse. En fin de cuisson, ajouter les amandes hachées et les graines de fenugrec germées.

Déjeuner rapide

TARTINES DE PAIN GRILLÉ, 1 FINE TRANCHE DE FROMAGE PAR TARTINE, 1 CUILLERÉE À CAFÉ DE BLÉ GERMÉ.

Faire griller le pain. Sur les tartines chaudes, mettre une fine tranche de fromage et saupoudrer de blé germé.

Entrée nourrissante

2 BELLES TOMATES PAR PERSONNE, HERBES AROMATIQUES, 1 PINCÉE DE CURRY, 100 G DE FROMAGE BLANC, 1 CUILLERÉE À SOUPE DE SOJA GERMÉ, FEUILLES DE SALADE.

Creuser les tomates. Mélanger au fromage blanc, les herbes coupées très finement, le curry et les graines de soja vert germées. Remplir les tomates, servir sur des feuilles de salade.

Salade « Surprise »

POUR 4 PERSONNES : 1 SALADE, 10 CROÛTONS GRILLÉS ET AILLÉS, 1 CUILLERÉE À SOUPE DE GRAINES GERMÉES, 100 G DE FROMAGE, 5 NOIX.

Prendre une salade bien égouttée. à la poêle, avec de l'huile d'olive ou tournesol, faire griller des petits croûtons de pain. Dans un saladier, préparer au fond un assaisonnement, ajouter la salade, les croûtons, les noix en cerneaux, des carrés de comté ou de gruyère et les graines germées. Bien travailler la salade et servir.

Salade de haricots

250 G DE HARICOTS CUITS ROUGES, 250 G DE FLAGEOLETS OU DE BLANCS DE VENDÉE, 2 ŒUFS DURS, 2 OIGNONS, 4 CAROTTES CUITES, 1 CUILLERÉE À SOUPE DE SOJA VERT GERMÉ ASSEZ LONG.

Faire un assaisonnement dans un grand saladier. Verser les haricots, ajouter les œufs durs coupés en tranches, les oignons émincés finement et les carottes coupées en bâtonnets. Bien mélanger. Décorer le dessus avec le soja germé. Pour 4 personnes.

Taboulé

POUR SIX: 150 G DE BURGHUL OU DE COUSCOUS, LE JUS DE 2 CITRONS, 1 CONCOMBRE, 4 TOMATES, 1 POIVRON, 1 OIGNON, 100 G DE RAISINS SECS, 1 FEUILLE DE MENTHE FRAÎCHE, PERSIL, SEL, UNE PINCÉE DE CUMIN EN POUDRE, 3 CUILLERÉES À SOUPE D'HUILE D'OLIVE., 3 CUILLERÉES À SOUPE DE BLÉ GERMÉ.

Eplucher le concombre, le couper en dés ainsi que les tomates. Couper le poivron en fines lamelles, hacher oignons et persil. Dans un saladier, mettre le burghul ou le couscous et le jus des citrons. Ajouter les légumes, les herbes, les raisins secs, le sel et le cumin. Mélanger et laisser reposer une nuit au réfrigérateur. Avant de servir, mettre l'huile et les grains germés, laisser reposer 30 minutes.

Timbales de riz

POUR 4 PERSONNES : 250 G DE RIZ, 100 G DE SAUCE TOMATE, 50 G DE FROMAGE, 1 CUILLERÉE À SOUPE DE LENTILLES GERMÉES.

Faire cuire le riz, le mélanger avec la sauce tomate. Remplir des ramequins, saupoudrer de fromage et de lentilles germées. Faire gratiner 5 minutes.

Kasha au fromage blanc

250 G DE KASHA — SARRASIN GRILLÉ ET DÉCORTIQUÉ —, UNE PINCÉE DE CARVI EN GRAINS, 300 G DE FROMAGE BLANC, 1 CUILLERÉE À SOUPE DE CRESSON GERMÉ, SEL, HUILE.

Faire cuire à l'eau bouillante le kasha, l'égoutter et laisser refroidir. Mélanger délicatement dans un saladier, le fromage blanc, le sarrasin, le carvi et les graines de cresson germées, sel et huile. Pour 4 personnes.

Fromage blanc aux bananes

500 G DE FROMAGE BLANC, 2 BANANES, 1 CUILLERÉE À CAFÉ DE LUZERNE GERMÉE, MIEL, CANNELLE, 1 CITRON.

Mélanger au mixer le fromage blanc, les bananes bien mûres, les graines de luzerne germées, du miel et un peu de cannelle. Décorer de quelques rondelles de citron. Mettre au frais. Pour 4 personnes.

Ratatouille + blé germé

5 TOMATES, 4 POMMES DE TERRE, 3 BELLES COURGETTES, UNE PINCÉE DE MARJOLAINE, 1 CUILLERÉE À SOUPE DE POIS CHICHES GERMÉS.

Faire cuire à la poêle trois quarts d'heure à feu doux les courgettes coupées en fines rondelles et non épluchées, les tomates préparées en gros dés et les pommes de terre coupées en bâtonnets. Arrêter la cuisson, saupoudrer avec la marjolaine et ajouter les pois chiches germés et cuits à part. Pour 4 personnes.

Choucroute aux graines de trèfle germées

500 G DE CHOUCROUTE CRUE, 1 CUILLERÉE À CAFÉ DE BAIES DE GENIÈVRE, 4 POMMES DE TERRE, 3 OIGNONS, 1 CUILLERÉE À SOUPE DE TRÈFLE GERMÉ.

Garnir le fond d'une cocotte d'oignons coupés en fines lamelles, ajouter la choucroute crue, un verre d'eau et les baies de genièvre. Recouvrir de pommes de terre coupées en deux. Faire cuire 1 heure30. Saupoudrer avec les graines de trèfle germées, servir chaud. Pour 4 personnes.

Gâteau de semoule de blé et graines de lin germées

300 G DE SEMOULE DE BLÉ COMPLÈTE, 1 LITRE DE LAIT DE VACHE OU DE LAIT DE SOJA, 2 CUILLERÉES À SOUPE DE SUCRE EN POUDRE OU DE MIEL, 1 CUILLERÉE À SOUPE DE LIN GERMÉ, 1 OU 2 FEUILLES DE VERVEINE.

Faire bouillir le lait avec les feuilles de verveine. Jeter la semoule en pluie, remuer 10 minutes. Ajouter le sucre ou le miel et les graines de lin germées. Laisser frissonner 5 minutes. Verser dans un joli récipient. Se mange froid. Pour 4 personnes.

LA MATURITÉ

Crêpes surprise

300 G DE FARINE DE BLÉ, 2 ŒUFS, 2 CUILLERÉES À SOUPE DE SAUCE TOMATE, 1 CUILLERÉE À SOUPE DE BLÉ GERMÉ, HUILE.

Faire une pâte à crêpes salée assez épaisse. Graisser une poêle avec un peu d'huile(1), verser de la pâte, retourner la crêpe et parsemer de blé germé. La mettre dans une assiette plate, napper de sauce tomate, rouler — on peut l'attacher avec un fil —, utiliser ainsi toute la pâte, servir chaud avec une salade verte. Pour 4 personnes.

Burghul aux poivrons et pois chiches germés

250 G DE BURGHUL, 2 POIVRONS, 1 CUILLERÉE À SOUPE DE POIS CHICHES GERMÉS, UNE PINCÉE DE MARJOLAINE.

Faire revenir les poivrons en lamelles, saupoudrer de marjolaine, ajouter le burghul et de l'eau. Cuire un quart d'heure. Ajouter les pois chiches déjà cuits, cesser la cuisson. Se mange chaud ou froid. Pour 4 personnes.

Aubergines frites, riz et lentilles germées

4 BELLES AUBERGINES, 2 GOUSSES D'AIL, UNE PINCÉE DE BASILIC, 250 G DE RIZ, 1 CUILLERÉE À SOUPE DE LENTILLES GERMÉES, GRAISSE VÉGÉTALE NON HYDROGÉNÉE OU HUILE DE TOURNESOL.

Couper les aubergines en tranches, les saler, les faire reposer 1 heure, les égoutter. Mettre dans une sauteuse de la graisse végétale ou de l'huile, faire légèrement revenir les aubergines. Ajouter l'ail coupé en petits dés, le basilic frais, le riz complet et un ou deux verres d'eau. Faire cuire 1 heure, ajouter les lentilles germées. Servir dans un grand plat de service. Pour 4 personnes.

---

(1) Piquer une fourchette dans une demi-pomme de terre, etc... (voir page 129, «Cette étonnante pomme de terre », Max Labbé, Edition Labbé).

Galettes de semoule de maïs

300 G DE SEMOULE DE MAIS, UNE PINCÉE DE THYM EFFEUILLÉ, 2 CUILLERÉES À SOUPE DE GRAINES GERMÉES MÉLANGÉES.

Délayer la semoule de maïs avec de l'eau pour obtenir une bouillie claire. Faire cuire à feu doux, en tournant 15 minutes. Saler, ajouter le thym effeuillé et les diverses graines germées légèrement grillées. Former des petites galettes, les passer à la poêle de chaque côté. Servir en accompagnement de légumes. Pour 4 personnes.

Kasha aux tomates fraîches

250 G DE SARRASIN MONDÉ, 2 TOMATES BIEN MÛRES, UNE PINCÉE DE BASILIC SEC OU 3 FEUILLES DE BASILIC FRAIS, 2 OIGNONS, 1 CUILLERÉE À CAFÉ DE TRÈFLE GERMÉ.

Faire cuire le sarrasin à l'eau bouillante 5 à 10 minutes. Dans une poêle, faire revenir les oignons, ajouter les tomates coupées en tranches fines. Laisser mijoter 30 minutes. Mettre le kasha cuit dans un grand plat, recouvrir de tomates et de graines germées. Pour 4 personnes.

Tartelettes aux légumes

2 POIREAUX, 2 OIGNONS, 2 CAROTTES, 1 CUILLERÉE À SOUPE DE BLÉ GERMÉ, 1 CUILLERÉE À SOUPE DE FARINE DE BLÉ, 1 ŒUF, CURRY, FONDS DE TARTELETTES.

Couper en petits dés les légumes et les faire cuire dans une casserole avec un peu d'eau, ajouter la farine et continuer la cuisson 10 minutes. Ajouter l'œuf, du sel, une pointe de curry et le blé germé. Bien mélanger. Garnir de cette préparation, les fonds de tartelettes. Faire gratiner au four quelques minutes. Se mangent chaudes ou tièdes.

Pâtes aux champignons

500 G DE MACARONIS, 500 G DE CHAMPIGNONS FRAIS, 1 GOUSSE D'AIL, 1 CUILLERÉE À SOUPE DE LENTILLES GERMÉES, PERSIL.

Faire cuire les pâtes, les égoutter, les présenter sur un plat. Faire revenir des champignons, de Paris ou girolles ou champignons chinois. Ajouter l'ail coupé fin et le persil. Verser sur les pâtes et saupoudrer des graines de lentilles germées. Servir chaud. Pour 4 personnes.

LA SAGESSE

Soupe carottes et pois

3 CAROTTES, 2 OIGNONS, 200 G DE RIZ COMPLET,10 CROÛTONS DE PAIN, 1 GOUSSE D'AIL, 1 CUILLERÉE À SOUPE DE POIS CHICHES GERMÉS, 1 CUBE DE POTAGE AU SOJA.

Faire revenir les carottes préalablement râpées, les oignons émincés et le riz complet. Ajouter de l'eau, un peu de sel, un cube de potage au soja et les graines germées. Faire cuire une petite heure. Préparer des croûtons de pain frottés à l'ail. Les disposer dans une soupière et verser la soupe dessus. Servir 5 minutes après. Pour 4 personnes.

Potage lentilles et blé germé

500 G DE LENTILLES, 1 OIGNON, 2 CAROTTES, UNE PINCÉE D'AROMATES — THYM OU MARJOLAINE, 2 FEUILLES DE LAURIER —, 2 TOMATES, 1 GOUSSE D'AIL, 1 CUILLERÉE À SOUPE DE BLÉ GERMÉ, 50 G D'EMMENTHAL.

Faire cuire les lentilles dans 2 litres d'eau froide, avec l'oignon émincé et les carottes coupées en rondelles fines. Ajouter les aromates. Faire cuire trois quarts d'heure avec une ou deux tomates crues et épluchées, une gousse d'ail pilée. Ajouter le blé germé et servir. On peut saupoudrer de fromage râpé. Pour 4 personnes.

Potage aux flocons de millet et lentilles germées

250 G DE FLOCONS DE MILLET, 1 OIGNON, 2 OU 3 TOMATES, 1 POTAGE DE SOJA, 2 GOUSSES D'AIL, PERSIL OU CERFEUIL, 1 CUILLERÉE À SOUPE DE LENTILLES GERMÉES.

Faire dorer un oignon dans un peu d'huile avec les flocons de millet, deux ou trois tomates crues et épluchées. Cuire quelques minutes. Ajouter de l'eau, un bouillon de légumes ou un potage de soja, les gousses d'ail écrasées, du persil ou du cerfeuil. Laisser cuire en tournant 5 minutes. Saupoudrer avec les lentilles germées et servir chaud. Pour 4 personnes.

Purée de légumes et lentilles germées

10 POMMES DE TERRE, 2 CAROTTES, 1 OIGNON, 1/4 DE CÉLERI-BOULE, 1 CUILLERÉE À SOUPE DE LENTILLES GERMÉES.

Faire cuire dans un peu d'eau le céleri-boule, les carottes, les pommes de terre coupées en dés et l'oignon émincé. Lorsque tout est cuit, passer au mixer, ajouter un peu d'huile et les lentilles germées. Servir avec une belle salade verte. Pour 4 personnes.

Epinards, œuf poché et graines de moutarde germées

PAR PERSONNE : 250 G D'ÉPINARDS, 1 CUILLERÉE À CAFÉ DE MOUTARDE GERMÉE, HUILE DE TOURNESOL OU GRAISSE VÉGÉTALE NON HYDROGÉNÉE.

Faire cuire les épinards, 15 minutes dans l'eau bouillante, bien les égoutter. Dans une poêle, mettre un peu d'huile ou de graisse, y jeter les épinards, casser l'œuf dessus très doucement. Faire cuire 1 ou 2 minutes. Saupoudrer des graines de moutarde germées. Servir chaud.

Tartelette farcie à la purée et graines de sésame

PAR PERSONNE, 1 FOND DE TARTELETTE, 300 G DE PURÉE DE POMMES DE TERRE, 1 CUILLERÉE À CAFÉ DE SÉSAME GERMÉ, 1 OIGNON.

Faire un fond de tartelette — farine, eau, sel —, le garnir de purée, de quelques tranches rondes, très fines, d'oignons et de graines de sésame germées. Laisser gratiner au four.

Tourte à la choucroute et grains d'avoine germés

200 G DE CHOUCROUTE, PÂTE À TARTE, 1 JAUNE D'ŒUF, 1 CUILLERÉE À CAFÉ D'AVOINE — SANS ÉCORCE — GERMÉE.

Faire de la pâte à tarte, en tapisser un moule légèrement huilé en laissant des bords pour couvrir. Garnir de choucroute cuite au préalable et bien égouttée. Saupoudrer de grains germés d'avoine. Recouvrir avec la pâte, badigeonner d'un jaune d'œuf délayé avec un peu d'eau, faire dorer au four. Se mange chaude ou froide. Pour 4 personnes.

Tarte farcie au céleri branche et grains d'orge germés

1/2 CÉLERI BRANCHE, 2 CUILLERÉES DE FARINE DE BLÉ, 1 PINCÉE DE GINGEMBRE, 1 CUILLERÉE À SOUPE D'ORGE GERMÉE.

Couper des branches de céleri en petits morceaux, les faire cuire dans de l'eau salée. Bien les égoutter. Préparer une sauce blanche ou béchamel. Dans 4 fonds de tarte, verser le céleri, la sauce, un peu de gingembre, les grains germés. Passer 2 minutes au four. Servir chaud.

Burghul à la salade cuite et graines germées de cresson

2 SALADES BIEN LAVÉES, UNE NOIX DE GRAISSE VÉGÉTALE NON HYDROGÉNÉE, UNE CUILLERÉE À CAFÉ D'HUILE, 250 G DE BURGHUL, 1 CUILLERÉE À SOUPE DE CRESSON GERMÉ.

Faire cuire dans un faitout les salades coupées en lanières avec un peu d'eau. Ajouter le burghul, tourner et arrêter la source de chaleur. Laisser mijoter ainsi 15 minutes. Ajouter une noix de graisse végétale ou une cuillerée à café d'huile, les graines de cresson germées et servir. Pour 4 personnes.

Crêpe chaude au roquefort et graines de sésame germées

1 ŒUF, 100 G DE FARINE DE BLÉ, 100 G DE FARINE DE SARRASIN, 50 G DE ROQUEFORT, 1 CUILLERÉE À CAFÉ DE SÉSAME GERMÉ.

Dans un récipient, mélanger la farine de blé, la farine de sarrasin avec l'œuf, l'eau et un peu de sel. Faire une pâte épaisse. Graisser une petite poêle, faire une grosse crêpe, cuire des deux côtés, la verser dans une assiette, tartiner légèrement de roquefort et saupoudrer de graines de sésame germées. Se mange chaud.

Crêpe à l'œuf brouillé et grains de blé germés

1 GALETTE, 1 ŒUF, 1 GOUSSE D'AIL, 1 CUILLERÉE À SOUPE DE BLÉ GERMÉ.

Faire cuire dans la poêle une grosse crêpe — même recette que la précédente —. Sur le deuxième côté, casser un œuf, le brouiller, ajouter sel et ail pressé, cuire quelques minutes, ajouter le blé germé et servir sur une salade verte.

Pain perdu et graines de trèfle

8 TRANCHES DE PAIN, 1 ŒUF, 1/4 DE LITRE DE LAIT DE SOJA, 1 CUILLERÉE À SOUPE DE SUCRE DE CANNE, UNE POINTE DE CANNELLE EN POUDRE, 1 CUILLERÉE À CAFÉ DE TRÈFLE GERMÉ.

Bien battre l'œuf avec du lait de soja, du sucre de canne et la cannelle. Graisser une poêle, bien chauffer. Tremper chaque tranche de pain dans le mélange et jeter dans la poêle. Faire dorer sur les deux côtés, saupoudrer des graines de trèfle germées et les servir chaudes ou tièdes. Pour 4 personnes.

Galettes aux pommes et grains de seigle germés

5 CUILLERÉES À SOUPE DE FARINE DE BLÉ, 1 ŒUF, 4 POMMES, 1 CUILLERÉE À CAFÉ DE SEIGLE GERMÉ, 2 CUILLERÉES À CAFÉ DE MIEL.

Dans un récipient, mélanger la farine avec l'œuf, le miel, un peu d'eau et les pommes épluchées coupées en tranches très fines. Faire cuire dans un plat graissé au four préchauffé. Cuisson : trois quarts d'heure. À la sortie du four, saupoudrer de grains de seigle germés. Laisser refroidir. Peut se manger aussi légèrement rassis.

Fromage blanc à la salade de fruits et graines de luzerne germées

300 G DE FROMAGE BLANC, 1 POMME, 1 POIRE, 50 G DE RAISINS SECS OU FRAIS, 1 BANANE, 1 CUILLERÉE À SOUPE DE MILLET GERMÉ, 1 CUILLERÉE À SOUPE DE MIEL.

Battre un fromage blanc avec le miel. Ajouter les fruits coupés en dés et saupoudrer des graines germées. Mangez bien frais. Pour 4 personnes.

Pommes au four

4 POMMES À CHAIR FERME, 50 G DE GRAISSE VÉGÉTALE NON HYDROGÉNÉE, 100 G DE RAISINS SECS, 1 CUILLERÉE À SOUPE DE SÉSAME GERMÉ, 1 CUILLERÉE À SOUPE DE SUCRE DE CANNE, UNE PINCÉE DE CANNELLE.

Evider les pommes non épluchées, les placer dans un plat. Remplir la cavité de graisse végétale mélangée avec les raisins secs. Saupoudrer de sucre, de cannelle 5 minutes avant la fin de cuisson. Décorer avec le sésame germé. Pour 4 personnes.

Boulettes de riz

250 G DE RIZ COMPLET, 1 OIGNON, 1 ŒUF, 500 G DE CHAMPIGNONS, 2 CUILLERÉES À SOUPE DE CHAPELURE, HUILE, 1 CUILLERÉE À SOUPE DE BLÉ GERMÉ, 1 SALADE.

Faire cuire le riz, bien l'égoutter. Ajouter un œuf cru, l'oignon haché, les champignons passés à la poêle. Rouler les boulettes dans la chapelure et les grains germés. Les faire rôtir dans l'huile de chaque côté. Servir avec une salade. Pour 4 personnes.

Boulettes de lentilles

500 G DE LENTILLES, 4 ÉCHALOTES, 1 CUILLERÉE À SOUPE DE LENTILLES GERMÉES, 1 OU 2 CUILLERÉES À SOUPE DE FARINE DE BLÉ, 6 OLIVES NOIRES, 2 CUILLERÉES À SOUPE DE CHAPELURE, 1 ŒUF, PERSIL, 1 SALADE.

Faire cuire les lentilles, les égoutter, les passer à la Moulinette. Mélanger avec l'œuf, les échalotes, le persil haché, les olives noires coupées en fines lamelles et un peu de farine. Former des boulettes, les rouler dans la chapelure et les graines germées. Passer à la poêle 2 minutes. Se mangent chaudes avec cresson ou mâche. Pour 4 personnes.

Boulettes dessert

250 G DE FLOCONS D'AVOINE, 250 G DE FLOCONS DE BLÉ, 100 G DE RAISINS SECS, MIEL, 50 G DE NOIX DE COCO, 1/2 LITRE DE LAIT DE SOJA, 1 CUILLERÉE À CAFÉ DE LIN GERMÉ.

Faire tremper les flocons d'avoine et de blé dans très peu d'eau ou du lait de soja. Ajouter les raisins secs, le miel, la noix de coco et les graines germées. Former des boulettes dans la main. Faire refroidir au réfrigérateur. Les présenter dans des petits moules en papier.

Boulettes friandes

250 G DE FLOCONS DE MILLET, 1 YAOURT, 50 G D'AMANDES EN POUDRE, 1 CUILLERÉE À SOUPE DE BLÉ GERMÉ, 1 CUILLERÉE À SOUPE DE MIEL, UNE PINCÉE DE CANNELLE.

Faire tremper les flocons dans le yaourt pendant 2 heures. Ajouter des amandes en poudre, le miel et la cannelle. Former des boulettes et les rouler dans le blé germé. Faire refroidir dans le réfrigérateur. Présenter sur des feuilles de menthe fraîche.

Boulettes crues

250 G DE FLOCONS DE BLÉ, JUS DE 2 ORANGES, 1 CUILLERÉE À SOUPE DE MIEL, GINGEMBRE, 2 BANANES ÉCRASÉES, 100 G DE NOISETTES DÉCORTIQUÉES, 1 CUILLERÉE À CAFÉ DE TRÈFLE GERMÉ.

Faire tremper les flocons dans le jus d'orange pendant 1 heure. Ajouter le miel, un peu de gingembre, les bananes écrasées, les noisettes concassées et les graines de trèfle. Faire des petites boulettes. Les présenter par trois ou quatre dans des feuilles de vigne.

ENTRÉES

Caviar d'aubergines

1 AUBERGINE MOYENNE PAR PERSONNE, 1/2 OIGNON, SEL, HUILE D'OLIVE, 1 CUILLERÉE À SOUPE DE BLÉ GERMÉ.

Faire griller une aubergine par personne, retirer la peau, hacher — au hachoir manuel — avec l'oignon, ajouter le sel et doucement, l'huile d'olive avec le blé germé. Consommer bien frais.

Aubergines à l'ail

1 AUBERGINE MOYENNE PAR PERSONNE, 1 GOUSSE D'AIL, 1 CUILLERÉE À CAFÉ D'HUILE, SEL, 1 CUILLERÉE À CAFÉ DE SEIGLE GERMÉ.

Prendre une aubergine grillée par personne, l'ouvrir dans le sens de la longueur, la napper de sauce faite d'ail écrasé, d'huile, de sel et de seigle germé moulu. Manger chaud.

Crêpes épaisses de sarrasin

200 G DE FARINE DE SARRASIN, 1 ŒUF, 1 CUILLERÉE À CAFÉ DE SEL OU DE SUCRE DE CANNE, 1 CUILLERÉE À CAFÉ DE SARRASIN GERMÉ.

Mélanger la farine de sarrasin avec l'œuf, le sel, le sarrasin germé et moulu. Faire de petites crêpes épaisses sucrées ou salées. Pour 4 personnes.

Crêpes de blé - Blinis

Recette identique mais avec farine de blé et blé germé.

Œufs durs en entrée

1 ŒUF PAR PERSONNE, SEL, HUILE, 1 CUILLERÉE À CAFÉ DE MILLET GERMÉ.

Couper l'œuf dur dans sa longueur, retirer le jaune, l'écraser avec du sel, un peu d'huile et le millet germé. Remplir le blanc d'œuf évidé, avec ce mélange.

Œufs durs sauce tomate

1 ŒUF DUR, 50 G DE SAUCE TOMATE, 1 CUILLERÉE À CAFÉ DE SOJA VERT GERMÉ.

Par personne : recouvrir un œuf dur de sauce tomate et du soja germé. Manger tiède.

Tartelettes salées à la béchamel

4 FONDS DE TARTELETTES, 2 CUILLERÉES À CAFÉ DE LÉGUMINEUSES GERMÉES, 1/2 BOL DE SAUCE BÉCHAMEL.

Faire 4 fonds de tartelettes avec de la farine complète, les remplir de légumineuses diverses germées, napper avec la sauce béchamel et laisser dorer un quart d'heure au four. Pour 4 personnes.

Tartelettes aux poireaux

4 FONDS DE TARTELETTES, 6 POIREAUX, SEL, UNE PINCÉE DE NOIX DE MUSCADE, 50 G DE FARINE DE BLÉ, 100 G DE FROMAGE RAPÉ OU DE SAUCE BÉCHAMEL, 1 TASSE DE GRAINS GERMÉS — FENUGREC, BLÉ, MILLET —.

Faire cuire des poireaux coupés en gros tronçons, à l'eau bouillante. Bien les égoutter et les couper en morceaux, saler. Râper un peu de noix de muscade dessus, en recouvrir les fonds de tartelettes — farine, eau et sel —. Eparpiller une tasse de germinations, recouvrir soit de fromage râpé, soit d'une sauce béchamel. Passer au four 15 minutes. Se mangent tièdes.

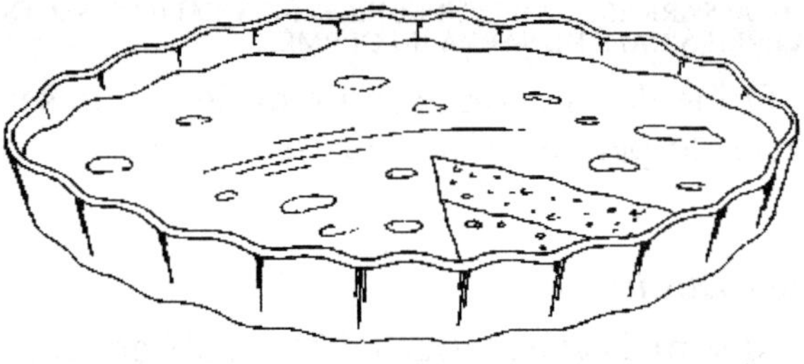

Tartelettes aux carottes

Les poireaux sont remplacés par des carottes coupées en rondelles fines et cuites dans de l'eau bouillante parfumée aux feuilles de laurier.

Tartelettes au chou-fleur

CHOU-FLEUR, 4 FONDS DE TARTELETTES.

Le chou-fleur doit rester un peu ferme après sa cuisson à l'eau bouillante, le répartir en petits bouquets dans les fonds de tartelettes, ensuite procéder de même que pour les tartelettes ci-dessus.

Tartelettes aux oignons

4 FONDS DE TARTELETTES, 8 OIGNONS, 4 CUILLERÉES DE FARINE, 2 CUILLERÉES À CAFÉ DE LENTILLES, BLÉ — OU ORGE —, SOJA VERT GERMÉS, 50 G DE FROMAGE RÂPÉ OU DE LEVURE DE BIÈRE.

Faire revenir une bonne quantité d'oignons émincés dans un peu d'huile d'olive. Lorsqu'ils sont dorés, ajouter la farine puis délayer doucement avec de l'eau pour obtenir une sauce assez épaisse. Mélanger des germinations — lentilles, soja, blé ou orge —, garnir les tartelettes. Recouvrir de fromage râpé ou d'un peu de levure de bière. Faire gratiner 10 minutes. Pour 4 personnes.

Tartelettes à la tomate

4 FONDS DE TARTELETTES, 6 OIGNONS, 6 TOMATES, SEL, THYM EFFEUILLÉ, 1 CUILLERÉE À CAFÉ D'HUILE D'OLIVE OU DE TOURNESOL, 1 CUILLERÉE À CAFÉ DE GERMINATIONS.

Recouvrir les fonds de tartelettes de fines rondelles d'oignons, puis de tomates coupées en tranches épaisses, sel, thym effeuillé et quelques gouttes d'huile d'olive ou de tournesol. Faire cuire 30 minutes, quelques minutes avant la sortie du four, éparpiller des germinations. Se mangent tièdes ou froides. Pour 4 personnes.

Tartelettes à la pomme de terre

Même recette que la précédente. Seulement la tomate est remplacée par la pomme de terre coupée en fines tranches.

Tartelettes au chou

4 FONDS DE TARTELETTES, UN DEMI-CHOU, 4 POMMES DE TERRE, 2 OIGNONS, 1 CUILLERÉE À CAFÉ DE FENUGREC + BLÉ GERMÉS, NOIX DE MUSCADE, CHAPELURE, 1 CUILLERÉE À CAFÉ D'HUILE, SEL.

Faire cuire à l'eau bouillante le chou et les pommes de terre plus les oignons, égoutter. Hacher grossièrement le tout en ajoutant les grains germés. Saler, ajouter de la noix de muscade, en remplir les tartelettes. Recouvrir de chapelure — une biscotte râpée —. Arroser de quelques gouttes d'huile. Passer au four 15 minutes. Se mangent chaudes ou froides. Pour 4 personnes.

NOTA BENE. On peut faire des tartes ou tartelettes avec presque tous les légumes.

- Céleri : coupé en fines tranches, cuit à l'eau bouillante
- Aubergine : avec la peau, coupée en longues lamelles et cuite à la poêle dans de l'huile.
- Fonds d'artichauts : cuits à l'étouffée ou à l'eau, nappés de sauce tomate.
- Ratatouille : profiter d'un reste pour en faire une tartelette.
- Bettes en sauce blanche : se servir aussi d'un reste.

Tartelettes aux épinards

4 FONDS DE TARTELETTES, 1 KG D'ÉPINARDS, 4 PETITS OIGNONS, 1 CUILLERÉE À CAFÉ DE PETITES GRAINES GERMÉES, 3 CUILLERÉES À SOUPE DE SAUCE BLANCHE OU DE SAUCE BÉCHAMEL.

Faire cuire les épinards à l'eau bouillante, laisser égoutter presque 1 heure, hacher avec les oignons, y mélanger les germinations. Recouvrir de sauce blanche — faite avec du lait de soja — ou béchamel. Faire dorer 10 minutes.

Tartelettes au riz

4 FONDS DE TARTELETTES, 100 G DE RIZ COMPLET, SEL, AROMATES, 2 TOMATES FRAICHES, 6 OLIVES, 50 G DE FROMAGE RAPÉ, 1 CUILLERÉE À CAFÉ DE GERMINATIONS.

Faire cuire le riz complet à l'eau avec du sel et des aromates. Bien égoutter, en garnir les tartelettes, recouvrir avec les tomates fraîches coupées en tranches, des olives dénoyautées, du fromage râpé et des germinations. Passer au four quelques minutes, servir chaudes.

COCKTAILS

Faire légèrement griller un assortiment de graines bien germées, saler un peu.

Se grignote en buvant :
- Jus de tomate + une pointe de sel de céleri.
- Jus de carotte.
- Jus de carotte + le jus de 1/2 navet + le jus d'une demi-betterave*.
- Jus de carotte + le jus de 1/4 de céleri*.
- Jus de carotte + le jus de 1/2 radis noir*.
- Jus d'orange + de pamplemousse.
- Jus d'orange + de citron + de pamplemousse.

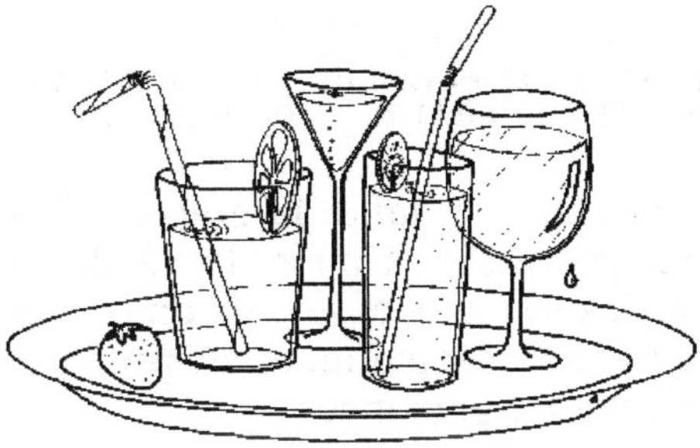

- Jus de raisin frais (blanc ou noir).
- Jus de kiwis frais + le jus de 1/2 citron*.
- Jus de fraise + une rondelle de citron.
- Jus de cerise + une rondelle de kiwi.
- Nectar de framboise + un soupçon de jus de pomme.*
- Jus de pomme + le jus d'un citron.*
- Jus de poire + une rondelle d'orange.
- Jus de mûre + jus de groseille.

** Pour ± 1 litre de jus.*

CRUDITÉS GOURMANDES

Basconnaise A

4 OU 5 CAROTTES, 1 NAVET, 1 BETTERAVE, 1/4 DE CÉLERI, 1/2 SALADE, 3 BOUQUETS DE CHOU FLEUR, 1 CUILLERÉE À SOUPE DE BLÉ, SOJA VERT ET LUZERNE GERMÉS, UN DEMI-CITRON, 1 CUILLERÉE À CAFÉ D'HUILE D'OLIVE, SEL, 2 FEUILLES DE SAUGE.

Dans un grand saladier, préparer une sauce avec sel, citron, feuilles de sauge coupées et huile. Râper carottes, navet, betterave, céleri; couper en lanières la salade, en petits bouquets le chou-fleur. Mélanger à la sauce et saupoudrer de tous les grains germés. Pour 4 personnes.

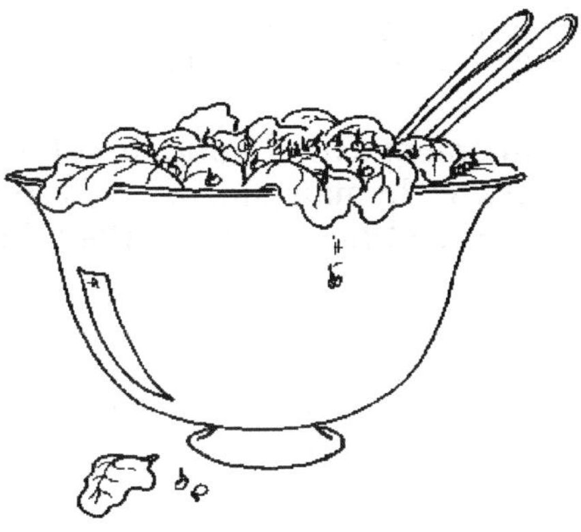

Basconnaise B

1 SALADE VERTE, 2 CAROTTES, 2 TOMATES, 1/2 CONCOMBRE, 1 GOUSSE D'AIL, 1 CUILLERÉE À SOUPE D'HUILE, 1/2 CITRON, SEL, 1 CUILLERÉE À CAFÉ DE LEVURE, 1 CUILLERÉE À SOUPE D'ORGE GERMÉE.

Dans un saladier, préparer une sauce avec l'huile, la gousse d'ail écrasée, du sel, du citron, la levure alimentaire. Couper la salade en lamelles, râper les carottes, couper les tomates et le concombre en dés. Mélanger dans le récipient avec l'assaisonnement préparé. Saupoudrer avec les grains germés. Pour 4 personnes.

Basconnaise C

250 G DE LENTILLES, 1 CUILLERÉE À SOUPE D'HUILE DE TOURNESOL, 50 G DE FROMAGE, 1 OIGNON, JUS DE 1/2 CITRON, SEL, CUMIN, 1 CUILLERÉE À SOUPE DE BLÉ GERMÉ.

Faire cuire les lentilles, les égoutter, laisser refroidir. Les mettre dans le saladier, avec le fromage coupé en dés et le blé germé. Tourner délicatement. Décorer de fines rondelles d'oignons. Pour 4 personnes.

Salade de champignons frais

500 G DE CHAMPIGNONS DE PARIS, PERSIL, 1 GOUSSE D'AIL, 5 OLIVES NOIRES, UNE PINCÉE DE MOUTARDE EN POUDRE, 1/2 CITRON, SEL, 1 CUILLERÉE À CAFÉ DE BLÉ GERMÉ, 1 SALADE.

Couper les champignons en lamelles très fines. Ajouter les olives dénoyautées et les grains germés. Préparer une sauce avec l'huile, le citron, le sel et la moutarde en poudre. Arroser délicatement les champignons. Servir sur des feuilles de salade. Pour 4 personnes.

Salade de maïs en grains

1 BOÎTE DE MAIS EN GRAINS, 1 ÉCHALOTE, 1/2 CITRON, 1 CUILLERÉE À SOUPE D'HUILE, 6 OLIVES, 1 BRANCHE FINE DE CÉLERI, 3 CUILLERÉES À SOUPE DE LENTILLES GERMÉES.

Préparer un assaisonnement avec l'huile, le sel, le citron, l'échalote coupée finement. Ajouter le maïs, une branche fine de céleri taillée en petits tronçons et les lentilles germées. Pour 4 personnes.

Salade de haricots

100 G DE CHAQUE SORTE DE HARICOTS : LINGOTS, FLAGEOLETS ET ROUGE, 500 G DE HARICOTS VERTS, THYM, 2 ÉCHALOTES, SEL, HUILE, 4 OLIVES, CITRON, SAUGE, PERSIL, 1 CUILLERÉE À SOUPE DE BLÉ GERMÉ.

Faire cuire les haricots séparément pour conserver leur teinte. Les égoutter et laisser refroidir. Présenter sur un grand plat. Préparer une sauce avec l'huile, le sel, les échalotes coupées en dés, les olives dénoyautées, la sauge, les haricots et saupoudrer de blé germé. Pour 4 personnes.

Lentilles en salade

500 G DE LENTILLES, 2 OIGNONS, JUS DE 1/2 CITRON, 2 TOMATES, 1/4 DE CONCOMBRE, 2 OU 3 JEUNES CAROTTES, 1 CUILLERÉE À SOUPE D'HUILE D'OLIVE, 3 OU 4 CUILLERÉES À SOUPE DE BLÉ GERMÉ, CIBOULETTE.

Faire cuire les lentilles, de façon à ce qu'elles restent un peu fermes. Les égoutter 15 minutes, les disposer dans un saladier avec des rondelles très fines d'oignons, le jus de citron, les petits carrés de tomates, de concombre et les jeunes carottes coupées en allumettes, l'huile d'olive, le blé germé et la ciboulette. Mélanger juste avant de consommer. Pour 4 personnes.

Haricots en salade

500 G DE HARICOTS SECS, 2 BRANCHES DE CÉLERI, 500 G DE HARICOTS VERTS, 2 CAROTTES, 2 OIGNONS, 2 OU 3 CUILLERÉES À SOUPE DE SOJA VERT GERMÉ, 1/2 CITRON, CERFEUIL, 1 CUILLERÉE À SOUPE D'HUILE D'OLIVE.

Faire cuire les haricots secs — on peut mélanger plusieurs sortes pour colorer la salade —. Les haricots doivent être cuits mais non éclatés. Les égoutter et les verser dans un saladier. Ajouter le céleri en branche coupé en petits morceaux, les haricots verts coupés en tronçons, les carottes crues en dés, l'oignon en fines tranches, le soja germé, la moitié de citron, cerfeuil et l'huile d'olive. Mélanger le tout avec délicatesse, juste avant de passer à table. Pour 4 personnes.

Petits pois en salade

1 KG DE PETITS POIS, 4 POMMES DE TERRE, NOIX DE MUSCADE RÂPÉE, 2 ÉCHALOTES, 1 CUILLERÉE À SOUPE D'HUILE DE TOURNESOL OU D'OLIVE, 3 OU 4 CUILLERÉES À SOUPE DE POIS CHICHES GERMÉS.

Faire cuire les petits pois et les pois chiches germés avec les petites pommes de terre entières ou des plus grosses coupées en dés. Egoutter, mettre dans un saladier. Ajouter un peu de noix de muscade râpée, l'échalote en petits dés, l'huile de tournesol ou d'olive. Délicieux avec des croquettes de céréales ou des petites crêpes salées. Pour 4 personnes.

Haricots verts en salade

1 KG DE HARICOTS VERTS, 2 GROS OIGNONS, 2 OU 3 CUILLERÉES À SOUPE DE LUZERNE GERMÉE, BASILIC, AIL, 2 CUILLERÉES À SOUPE D'HUILE D'OLIVE, 3 TOMATES FERMES, 1 CITRON.

Faire cuire à l'eau bouillante salée les haricots verts mange-tout assez gros, les égoutter. Mélanger avec les oignons coupés en dés, la luzerne germée, le basilic écrasé avec l'ail, l'huile d'olive, les tomates coupées en dés et le jus du citron. Se mange bien frais. Pour 4 personnes.

Pommes de terre en salade

1 KG DE POMMES DE TERRE, 1 BOITE DE MAIS DOUX EN GRAINS, 2 OU 3 CUILLERÉES À SOUPE D'ORGE GERMÉE, QUELQUES FEUILLES DE SAUGE, 5 OLIVES NOIRES, 6 NOIX EN CERNEAUX, PERSIL, AIL, CITRON, HUILE D'OLIVE.

Couper en rondelles les pommes de terre cuites à l'eau et épluchées, mélanger avec le maïs doux en grains, l'orge germée, quelques feuilles de sauge coupées en petites lamelles, les olives noires dénoyautées, les noix en cerneaux, le persil, l'ail, le jus de citron et l'huile d'olive. Ne pas préparer trop à l'avance.

PLATS DE RÉSISTANCE

Pizza

PÂTE À PIZZA, HUILE D'OLIVE, 6 TOMATES FRAÎCHES, 2 OIGNONS CRUS, 6 OLIVES NOIRES, UNE PINCÉE DE MARJOLAINE ET DE BASILIC EN POUDRE, SEL, 2 OU 3 CUILLERÉES À SOUPE D'AVOINE — SANS ÉCORCE — GERMÉE.

Faire une pâte à pizza, la laisser lever 2 heures, aplatir, mettre dans un moule. Badigeonner d'huile d'olive, recouvrir le dessus de tomates fraîches coupées en tranches, d'oignons crus coupés en rondelles, d'olives noires dénoyautées, de marjolaine, de basilic en poudre, de sel et d'avoine germée. Cuire 1 heure à four chaud. Pour 4 personnes.

Chaussons « germination »

PÂTE À TARTE, 1 CUILLERÉE À SOUPE DE CRÈME D'AMANDES, 1 CUILLERÉE À SOUPE DE CÉRÉALES GERMÉES, 1 CUILLERÉE À CAFÉ DE MIEL.

Faire de la pâte à tarte salée, aplatir. Découper des ronds avec un bol, remplir l'intérieur d'un mélange de la crème d'amandes, des céréales germées plus le miel. Avec un pinceau, balayer d'eau sucrée tout le tour des ronds de pâte, les plier en deux en pressant les bords, toujours avec la même préparation humecter le dessous. Cuire trois quarts d'heure. Consommer tiède.

Croque-Monsieur

2 TRANCHES DE PAIN COMPLET PAR PERSONNE, 50 G DE BEURRE OU DE GRAISSE VÉGÉTALE, 1 FINE TRANCHE DE COMTÉ, 1 CUILLERÉE À CAFÉ DE GERMINATIONS.

Prendre deux tranches de pain complet, les graisser — beurre ou graisse végétale —. Mettre entre les deux, une fine tranche de Comté plus une cuillerée à café de germinations hachées. Cuire soit dans un appareil à croque-Monsieur, soit les deux tranches liées ensemble avec un fil croisé dans un peu d'huile d'olive chaude, à la poêle.

Riz à l'italienne

2 OIGNONS, 250 G DE RIZ COMPLET, 4 TOMATES, SEL, UNE PINCÉE DE THYM, 2 FEUILLES DE LAURIER, 2 OU 3 CUILLERÉES À SOUPE DE POIS CHICHES OU DE POIS VERTS GERMÉS.

Faire revenir les oignons. Ajouter le riz, faire roussir 2 minutes. Mettre les tomates fraîches, de l'eau, du sel, le thym et les feuilles de laurier. Ajouter les pois chiches ou les pois verts germés, cuire 40 minutes. Pour 4 personnes.

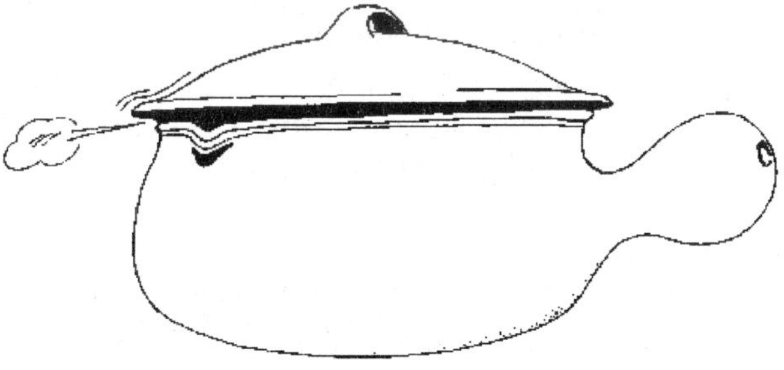

Riz aux oignons

4 OIGNONS, 2 GOUSSES D'AIL, 250 G DE RIZ COMPLET, UNE BELLE PINCÉE DE GROS SEL, 2 FEUILLES DE LAURIER, UNE BRANCHE DE THYM FRAIS, 2 CUILLERÉES À CAFÉ DE LENTILLES GERMÉES.

Faire revenir à feu très doux, les oignons, les gousses d'ail, y jeter le riz complet préalablement rincé, le faire un peu rôtir, puis recouvrir d'eau, ajouter une belle pincée de gros sel, deux feuilles de laurier et une branche de thym frais. Faire cuire 40 minutes à feu moyen, éteindre et passer à table. Au moment de servir ajouter les lentilles germées.

Burghul aux champignons

500 G DE CHAMPIGNONS DE PARIS, 4 CUILLERÉES À SOUPE DE BURGHUL, SEL, THYM, LAURIER, 1 PETIT BOL DE POIS CHICHES GERMÉS.

Faire légèrement rôtir les champignons de Paris, ajouter deux cuillerées à soupe de burghul, recouvrir d'eau, sel, thym et laurier, remuer. Faire cuire à peine 5 minutes, ajouter les pois chiches germés cuits à part puis laisser gonfler 10 minutes, le plat est prêt. Pour 4 personnes.

Kasha (sarrasin, grillé et décortiqué)

3 BELLES TOMATES, SEL, THYM, LAURIER, 4 OLIVES NOIRES DÉNOYAUTÉES, 3 GROSSES CUILLERÉES À SOUPE DE KASHA, 1 CUILLERÉE À SOUPE DE LENTILLES GERMÉES.

Faire cuire à feu doux les tomates pelées, avec sel, thym, laurier et les olives noires dénoyautées. Cinq minutes avant de passer à table, jeter le kasha dans cette préparation plus les lentilles germées. Laisser la cuisson se terminer en éteignant le gaz ou l'électricité. Pour 4 personnes.

Millet

LÉGUMES DE SAISON — 1 AUBERGINE, 1 POIVRON, 1 TOMATE, 1 COURGETTE, 1 POIREAU NOUVEAU, 1 CAROTTE —, 1 CUILLERÉE À SOUPE DE MILLET PAR PERSONNE, 1 CUILLERÉE À SOUPE DE POIS GERMÉS.

Faire une ratatouille avec les légumes de saison coupés en dés et une cuillerée de pois germés, laisser cuire 1/2 heure, jeter le millet. Finir la cuisson à feu doux pendant 10 minutes.

Quenelles à l'épeautre

2 CUILLERÉES À SOUPE D'ÉPEAUTRE GERMÉ, 6 POMMES DE TERRE, 6 CAROTTES, 1 NOIX DE GRAISSE VÉGÉTALE, NOIX DE MUSCADE RAPÉE, 1 OIGNON CRU, UN PEU DE LEVURE DE BIÈRE, FARINE DE BLÉ, HUILE D'OLIVE, 1 SALADE.

Faire germer l'épeautre — 3 jours dans le germoir en terre —. Préparer une purée de pommes de terre et de carottes bien épaisse, ajouter la graisse végétale, de la noix de muscade râpée, l'oignon cru coupé en tout petits dés, un peu de levure de bière et les germinations d'épeautre. Avec de la farine sur la table de travail, former avec la purée des petites quenelles, les rouler dans la farine, les faire cuire à la poêle dans l'huile d'olive. Les manger chaudes avec une belle salade verte. Pour 4 personnes.

Croquettes

300 G DE FLOCONS DE CÉRÉALES — AVOINE, BLÉ, ORGE, SEIGLE SÉPARÉMENT OU MÉLANGÉS —, 1 CUILLERÉE À SOUPE DE LEVURE ALIMENTAIRE, UNE PINCÉE DE THYM EFFEUILLÉ, 3 CUILLERÉES À SOUPE D'ORGE, AVOINE OU BLÉ GERMÉS, UN PEU D'OIGNON ET D'AIL HACHÉS, PERSIL OU BASILIC — SELON LA SAISON —, GRAISSE VÉGÉTALE, 1/2 L D'EAU.

Dans un récipient, mettre des flocons de céréales — avoine, blé, orge, seigle séparément ou mélangés — plus la levure alimentaire. Ajouter les grains germés, le thym, l'oignon et l'ail hachés ainsi que le persil ou le basilic selon la saison. Faire des galettes assez plates. Faire cuire soit au four sur une plaque, soit à la poêle, dans de la graisse végétale bien chaude. Manger froides ou chaudes. Pour 4 personnes.

Croquettes vertes

300 G DE FARINE COMPLÈTE DE BLÉ, UN PEU DE NOIX DE MUSCADE, PERSIL, 2 OIGNONS, 1 CUILLERÉE À CAFÉ DE LENTILLES GERMÉES, SEL.

Délayer la farine complète avec de l'eau, ajouter une pincée de sel, un peu de noix de muscade et beaucoup de persil haché. Mettre aussi l'oignon coupé en dés, les lentilles germées. Avec ce mélange, faire des petites galettes. Cuire à four chaud sur la plaque pendant 30 minutes, retourner les croquettes pendant l'opération-four, afin qu'elles soient dorées sur les deux côtés. Consommer avec une salade ou un plat de légumes verts. Pour 4 personnes.

Croquettes-soja

300 G DE FLOCONS DE BLÉ, 100 G DE FARINE DE SOJA, SEL, THYM EFFEUILLÉ, UNE POINTE DE CURRY, PERSIL, 1 CUILLERÉE À SOUPE DE LEVURE DE BIÈRE, 1 ŒUF — FACULTATIF — HUILE DE TOURNESOL, 1 CUILLERÉE À SOUPE DE SOJA VERT GERMÉ, 2 OIGNONS.

Mélanger le soja germé avec les flocons de blé et la farine de soja, délayer avec de l'eau. Ajouter le sel, le thym effeuillé, le curry, les oignons coupés en dés, le persil haché, la levure de bière et l'œuf. Faire des croquettes rondes ou longues. Cuire rapidement à feu vif, dans de l'huile de tournesol.Se mangent recouvertes de sauce tomate ou en accompagnement d'un légume. Pour 4 personnes.

Croquettes-lentilles

300 G DE LENTILLES, 1 CUILLERÉE À SOUPE DE FARINE, 1 OIGNON, PERSIL OU CERFEUIL, 1 ŒUF, 3 À 4 CUILLERÉES DE BLÉ GERMÉ, AIL.

Cuire les lentilles, bien les égoutter, les écraser, ajouter la farine complète, l'oignon haché, du persil ou du cerfeuil plus l'œuf, le blé germé. Former des croquettes, les rouler dans la farine préparée sur la table et les faire cuire à feu moyen en les retournant afin qu'elles soient dorées des deux côtés. Peuvent se manger avec des tomates coupées en grosses tranches et cuites à la poêle avec de l'ail. Pour 4 personnes.

Croquettes haricots secs

Même recette que la précédente. Remplacer les lentilles par des haricots secs — lingots de Vendée de préférence —.

Croquettes à la farine de maïs

200 G DE FARINE OU DE SEMOULE DE MAIS, 2 OIGNONS, 1 CUILLERÉE À SOUPE DE LEVURE DE BIÈRE, UNE PINCÉE DE THYM EFFEUILLÉ, 3 OU 4 CUILLERÉES DE SOJA VERT GERMÉ, 1 CUILLERÉE À CAFÉ D'HUILE D'OLIVE, 1/2 L D'EAU.

Faire cuire le soja avec la farine ou la semoule de maïs délayée dans de l'eau, du bouillon de légumes ou du lait de soja, comme pour une bouillie salée très épaisse. Sortir du feu, ajouter les oignons émincés et rôtis, la levure de bière, le thym effeuillé. Faire des galettes rondes et minces et les faire cuire rapidement de chaque côté dans de l'huile chaude. Pour 4 personnes.

Croquettes à la farine de sarrasin

200 G DE FARINE DE SARRASIN, 1/4 DE LITRE DE LAIT DE SOJA, 1 CUILLERÉE À SOUPE DE MIEL OU DE SUCRE DE CANNE, UNE PINCÉE DE CANNELLE, 1 CUILLERÉE À CAFÉ D'AVOINE SANS ÉCORCE GERMÉE, 2 POMMES ÉMINCÉES.

Délayer doucement la farine complète de sarrasin avec le lait de soja. Faire une pâte épaisse. Ajouter le miel ou le sucre de canne, la cannelle en poudre, l'avoine germée et les pommes. Faire cuire à la poêle très huilée et chaude, vérifier le temps nécessaire de cuisson en piquant les croquettes avec la pointe du couteau — il doit ressortir sec —. Pour 4 personnes.

Croquettes à la farine de seigle

200 G DE FARINE DE SEIGLE, 1/4 DE LITRE DE LAIT DE SOJA OU 2 CUILLERÉES À SOUPE DE FROMAGE BLANC, 1 CUILLERÉE À SOUPE DE MIEL OU DE SUCRE, 1 CITRON, 2 CUILLERÉES DE RAISINS SECS, 3 CUILLERÉES À SOUPE DE BLÉ GERMÉ, 1 ŒUF —FACULTATIF —.

Délayer la farine de seigle avec le lait de soja ou le fromage blanc. Râper du citron, ajouter les raisins secs — trempés au préalable quelques minutes —, le blé germé. On peut ajouter un œuf. Faire cuire à feu moyen dans la poêle bien huilée. Contrôler la cuisson — comme pour les croquettes de sarrasin —. Pour 4 personnes.

NOTA BENE. Les croquettes sarrasin et seigle sont délicieuses en accompagnement de compotes de fruits ou de confitures.

Omelette aux céréales germées

3 ŒUFS, 1 CUILLERÉE À SOUPE DE CÉRÉALES GERMÉES, HUILE D'OLIVE.

Mélanger aux œufs battus, les céréales germées passées à la Moulinette, faire cuire avec un peu d'huile d'olive. Pour 4 personnes.

Râpée de pommes de terre

1 BELLE POMME DE TERRE PAR PERSONNE, NOIX DE MUSCADE RAPÉE, 1 OIGNON, 1 ŒUF, SEL, 2 CUILLERÉES À SOUPE DE BLÉ GERMÉ.

Râper une belle pomme de terre par personne, ajouter de la noix de muscade râpée, l'oignon coupé en dés, un œuf — il peut être remplacé par un petit poireau coupé en fins tronçons —, un peu de sel, le blé germé. Bien mélanger. Graisser un plat, le remplir en tassant la râpée avec une fourchette. Enfourner à four chaud, faire cuire une bonne demi-heure. Peut aussi se faire dans une poêle, en retournant la râpée en cours de cuisson. Surtout bien huiler. Consommer tiède, chaude ou froide.

Purée aux céréales germées

1 KG DE PURÉE DE POMMES DE TERRE OU DE CAROTTES OU DE POMMES DE TERRE + CAROTTES, 1 CUILLERÉE À SOUPE DE CÉRÉALES GERMÉES PAR PERSONNE.

Faire une purée soit de pommes de terre, soit de carottes ou de pommes de terre plus des carottes. Ajouter les céréales germées avant de servir.

Ratatouille de soja

1 CUILLERÉE À CAFÉ D'HUILE DE TOURNESOL, 3 OIGNONS, 3 GOUSSES D'AIL, 4 PETITES COURGETTES, 2 AUBERGINES, 4 BELLES TOMATES, 1 TASSE DE SOJA VERT GERMÉ, UNE PINCÉE DE SEL, BASILIC.

Faire revenir dans un peu d'huile de tournesol, les oignons, les gousses d'ail émincées. Ajouter les petites courgettes, les aubergines non pelées, couper le tout en dés. Couvrir avec les tomates coupées en grosses tranches, le soja germé, le sel et un peu de basilic. Cuire 30 minutes à feu doux. Pour 4 personnes.

Chou farci

Ébouillanter un gros chou, l'égoutter, le laisser refroidir, écarter doucement les feuilles, couper le trognon et remplir de farce. Refermer les feuilles une à une, mettre dans un plat à four, avec deux verres d'eau dans le fond du plat. Faire cuire 1 heure à four chaud. Pour 4 personnes.

Tomates farcies

12 TOMATES, FARCE, 1 CUILLERÉE À CAFÉ D'HUILE D'OLIVE.

Couper le chapeau des tomates, les évider — ces chutes serviront pour des soupes ou un jus de tomates —. Remplir de farce, napper d'huile d'olive. Cuire à four chaud 30 minutes. Pour 4 personnes.

PATÉ VÉGÉTAL

Pâté germinations

UN PAQUET DE BISCOTTES COMPLÈTES DE 400 G, 3 OIGNONS, 1 CUILLERÉE À CAFÉ D'HUILE, 6 GOUSSES D'AIL, THYM, SARRIETTE, SEL, 1 ŒUF, 2 CUILLERÉES À SOUPE DE LEVURE, NOIX DE MUSCADE, FEUILLES DE LAURIER, 4 CUILLERÉES À SOUPE DE GERMINATIONS DIVERSES.

Tremper les biscottes complètes pendant 15 minutes, égoutter. Dans une poêle huilée faire légèrement roussir les oignons, les gousses d'ail émincées. Rassembler dans un plat, les biscottes, le thym, la sarriette, le sel. Incorporer un œuf, la levure alimentaire. Râper un peu de noix de muscade, faire de l'ensemble un mélange homogène. Prendre une terrine, garnir le fond de feuilles de laurier. Remplir avec la préparation, en tassant bien. Recouvrir de germinations diverses légèrement concassées. Couvrir et faire cuire à four tiède — chauffé préalablement — 1 heure. Laisser refroidir, hors du four. On peut aussi faire cuire au bain-marie. Pour 4 à 6 personnes.

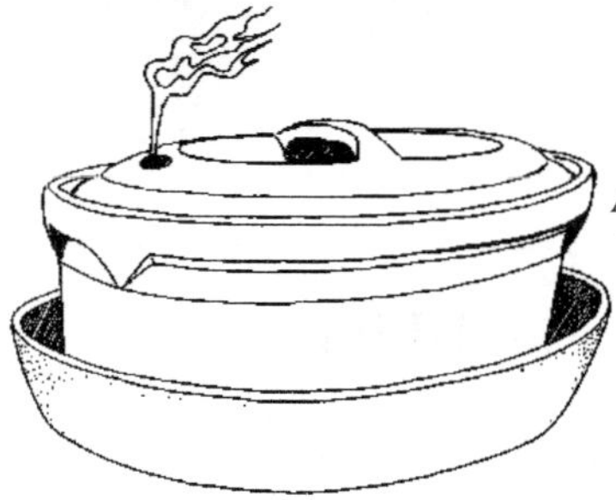

Pâté végétalien

1 PAIN COMPLET DE 500 G, 100 À 125 G DE GRAISSE VÉGÉTALE, 2 GROS OIGNONS, 2 GOUSSES D'AIL, 2 CUILLERÉES À SOUPE DE LEVURE — EN POUDRE OU PAILLETTES —, UNE PINCÉE DE THYM EFFEUILLÉ, 2 FEUILLES DE SAUGE, 4 FEUILLES DE LAURIER, 4 OU 5 OLIVES NOIRES, PERSIL, 4 CUILLERÉES À SOUPE DE GERMINATIONS, UNE PINCÉE DE SEL.

Tremper le pain complet — rassis ou frais, seigle ou froment — pendant 1 heure, bien l'écraser dans les mains ou au pilon, l'égoutter. Pendant ce temps, faire revenir à la poêle dans un bon morceau de graisse végétale — 100 à 125 g —, les oignons et les gousses d'ail. En fin de cuisson ajouter le pain en remuant bien, puis la levure alimentaire plus une pincée de thym effeuillé, quelques feuilles de sauge coupées en lamelles, les olives noires en petits morceaux, un peu de persil haché, les germinations, une pincée de sel. Garnir un moule à pâté de feuilles de laurier, le remplir avec la préparation en tassant bien. Faire des rayures sur le dessus à la fourchette. Couvrir, faire cuire à four chaud 45 minutes, puis le sortir, retirer le couvercle jusqu'à complet refroidissement. Se garde au frais deux jours. Peut aussi cuire au bain-marie. Pour 4 à 6 personnes.

Pâté Gascon

1 PAIN COMPLET DE 500 G, 2 OIGNONS, 2 GOUSSES D'AIL, 4 À 5 TOMATES, UNE LAMELLE DE POIVRON,4 CUILLERÉES À SOUPE DE GERMINATIONS, UNE PINCÉE DE MARJOLAINE, NOIX DE MUSCADE, 2 CUILLERÉES DE LEVURE, UNE PINCÉE DE BASILIC OU PERSIL, FEUILLES DE LAURIER.

Comme pour le précédent faire tremper et égoutter le pain. à la poêle faire revenir les oignons coupés en deux, les gousses d'ail en tronçons, les tomates écrasées, une lamelle de poivron si la saison le permet. Faire réduire à petit feu, ajouter le pain, lorsque le jus de tomates, est bien évaporé, ajouter une pincée de marjolaine, les germinations, un peu de noix de muscade râpée, la levure, une pincée de basilic ou de persil haché selon la saison. Garnir un moule de feuilles de laurier, le remplir et faire cuire 45 minutes. Laisser refroidir comme pour les pâtés précédents. Pour 4 à 6 personnes.

SOUPES

Soupe chinoise

POUR 4 PERSONNES : 3 TASSES DE BOUILLON DE LÉGUMES, 2 TASSES DE POUSSES ÉBOUILLANTÉES DE SOJA JAUNE, 2 ŒUFS BATTUS, SEL MARIN.

Mettre le bouillon sur le feu, porter à ébullition, ajouter les pousses. Cuire à feu doux 10 minutes. Ajouter les œufs battus en mélangeant très doucement et très délicatement. Saler et servir.

Soupe créole

POUR 4 PERSONNES : UN POT DE PURÉE DE TOMATES, 2 TASSES DE SOJA VERT GERMÉ, 1 GROS OIGNON, 2 CLOUS DE GIROFLE, UNE PINCÉE DE MARJOLAINE, BASILIC, 2 CUILLERÉES À CAFÉ DE SAUGE, 50 G DE FROMAGE, TARTINES DE PAIN GRILLÉ.

Accompagnée de tartines de pain grillé avec du fromage dessus, elle peut composer un repas. Prendre la purée de tomates, le soja germé, l'oignon émincé, deux clous de girofle écrasés, une pincée de marjolaine, le basilic et la sauge. Verser le tout dans une casserole contenant 2 litres d'eau et faire cuire à feu vif 20 minutes.

NOTA BENE. Toutes les soupes : ail, poireaux, potiron, tomate, etc, peuvent être servies avec des céréales et des lentilles germées, crues ou cuites. Sinon avec des azukis, pois, pois chiches également germés mais toujours cuits.

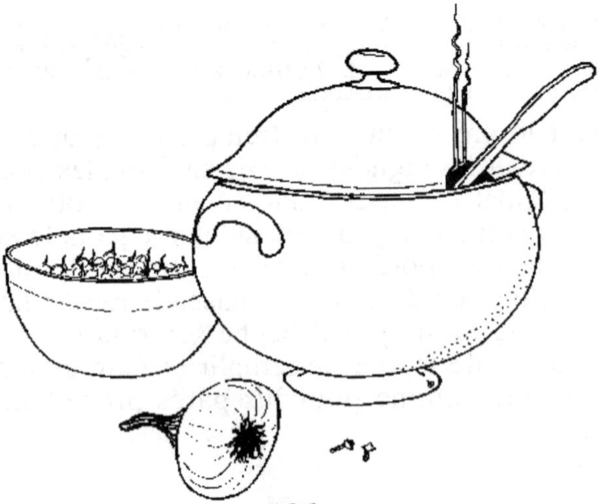

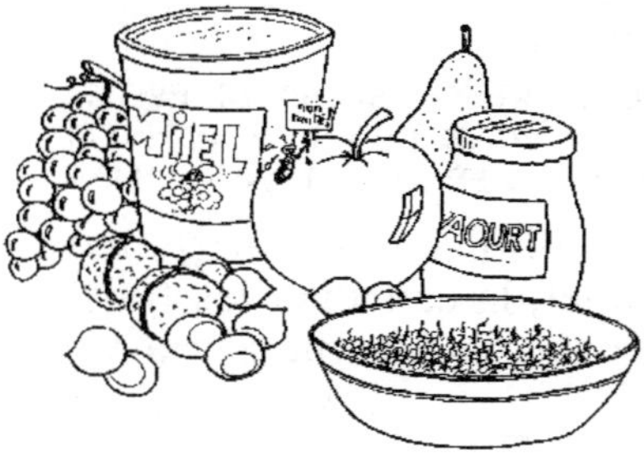

DESSERTS

Délices aux germinations

1 TASSE DE BLÉ GERMÉ, 1 TASSE DE FROMAGE BLANC, 1 TASSE DE NOIX RÂPÉES, 1 TASSE DE RAISINS SECS.

Bien mélanger les ingrédients, former des croquettes de la grosseur d'un œuf de pigeon, les rouler dans la noix de coco en poudre et dans le blé germé que l'on aura fait griller. Mettre au frais avant de servir.

Tartes aux fruits

Toutes les tartes recouvertes de fruits — pommes, poires, abricots, raisins, etc —, peuvent être nappées à la sortie du four de graines germées légèrement grillées.

Gâteau de pommes

100 G DE FARINE DE RIZ, 500 G DE POMMES ÉPLUCHÉES, 1 VERRE D'EAU, 150 G DE SUCRE DE CANNE EN SEMOULE, 1 ZESTE DE CITRON, LE JUS DE 1/2 CITRON, 3 CUILLERÉES À SOUPE DE LUZERNE GERMÉE ET GRILLÉE.

Prendre les pommes épluchées, les couper en quatre et les épépiner. Les poser dans une casserole avec un grand verre d'eau et 150 g de sucre. Ajouter le zeste et le jus de citron. Poser la casserole sur le feu, faire bouillir 10 minutes, écraser les pommes. Dans un bol, délayer les 100 g de farine de riz avec 1/2 verre d'eau, verser dans la casserole, mélanger. Chauffer et laisser bouillir 2 minutes en mélangeant. Verser dans un moule à tarte à bords lisses mouillé à l'eau froide. Saupoudrer de sucre. Laisser refroidir 5 heures. Retourner sur un plat, saupoudrer de sucre ou de caramel puis de graines germées de luzerne. Pour 4 personnes.

Fromage blanc fruité I

PAR PERSONNE : 3 CUILLERÉES À SOUPE DE FROMAGE BLANC, 4 FRAISES OU FRAMBOISES, 1 CUILLERÉE À CAFÉ DE MIEL, UNE PINCÉE DE CANNELLE, 1 NOISETTE CONCASSÉE, 1 CUILLERÉE À CAFÉ DE LUZERNE GERMÉE.

Verser le fromage blanc dans un ramequin ou un petit bol, mélanger avec le miel, la cannelle, les fraises ou les framboises et la noisette. Décorer avec la luzerne germée. Se mange frais.

Fromage blanc fruité II

PAR PERSONNE : 3 CUILLERÉES À SOUPE DE FROMAGE BLANC, 1 POMME, 2 AMANDES, 1/2 ZESTE DE CITRON, 1 CUILLERÉE À CAFÉ DE MIEL, 1 CUILLERÉE À CAFÉ DE LIN GERMÉ.

Verser le fromage blanc dans un petit bol, ajouter le zeste de citron râpé, les amandes concassées, le miel, la pomme râpée. Décorer avec les graines de lin.

Compote fantaisie

8 POMMES, 2 POIRES, 1 ZESTE DE CITRON, UNE PINCÉE DE CANNELLE, 50 G DE RAISINS SECS, 1 CUILLERÉE À SOUPE DE MIEL, 1 CUILLERÉE À SOUPE DE BLÉ GERMÉ.

Faire cuire les pommes et les poires avec le zeste de citron et un peu d'eau pendant 15 minutes. Ecraser à la fourchette ou au pilon. Ajouter le miel, les raisins secs, la cannelle. Verser le tout dans un joli saladier et décorer avec les grains germés. Se mange froide ou tiède. Pour 4 personnes.

Fromage blanc surprise

300 G DE FROMAGE BLANC, 2 CUILLERÉES À CAFÉ DE CONFITURE D'ABRICOTS, 50 G DE RAISINS SECS, 1 BANANE, 3 OU 4 TRANCHES D'ÉCORCE D'ORANGE, 1 CUILLERÉE À CAFÉ DE LIN GERMÉ.

Battre le fromage blanc et la confiture au batteur à main ou au mixer. Ajouter les raisins secs. Verser dans une coupe assez large. Décorer avec les écorces d'orange coupées en lanières très fines, la banane émincée dans sa longueur et les graines germées. Consommer frais. Pour 4 personnes.

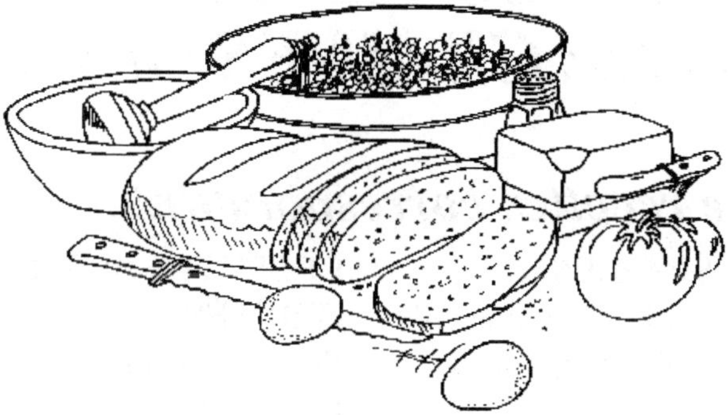

SANDWICHS

BASE DE TOUS : PAIN COMPLET DE BLÉ OU DE SEIGLE.

- Tartiné de pâté végétal + cresson germé.
- Tartiné de beurre de cacahuètes + luzerne germée.
- Tartiné d'un mélange de graisse végétale + sel + échalotes moulinées, nappé de soja vert germé.
- Tartiné de confit d'amandes ou de noisettes, saupoudré de céréales germées moulinées.
- Tartiné de fromage blanc mélangé avec un peu de sel, des fines herbes et des lentilles germées.
- Tartiné de « tapenade » — olives noires dénoyautées, écrasées avec une pincée de thym, du basilic, de la sarriette — + de l'ail écrasé + une cuillerée à soupe de céréales germées hachées.
- Tartiné de beurre demi-sel, malaxé avec des céréales germées légèrement broyées.

RECETTES PROPREMENT DITES DE GRAINES GERMÉES

Table de recettes correspondantes

Salades simples

1) Mélanger des graines germées, telles : lentille, luzerne, soja vert, trèfle, blé, épeautre, moutarde, radis avec de la salade verte, un navet ou une carotte râpée…
2) Ou bien, verser directement du germoir dans l'assiette, une quantité de graines choisies ou composées selon les goûts de chacun. Huilées, salées et aromatisées avec du fenugrec.

Dans les recettes au soja jaune qui suivent, il n'est jamais fait mention, de farine de soja, ni de soja dépelliculé mais de graines équilibrées possédant tous leurs composants intacts.
• La farine est obtenue généralement par mouture de tourteaux. Ces tourteaux secs résultent des fèves de soja complètement déshuilées après traitement spécial[1]. De ce fait, la lécithine utilisée dans son milieu naturel et les ferments sont détruits… La farine contient encore protéines et minéraux.
• De manière discutable, il est dit que les téguments apporteraient une légère amertume aux préparations qui les contiennent. Par contre, de façon formelle, il est acquis maintenant que la dépelliculisation supprime la majeure partie des fibres alimentaires de la graine. Devant cette situation, la solution raisonnable, semble simplement d'écumer les enveloppes qui se seraient accidentellement détachées de la graine en cours de germination.
Lorsqu'elle n'est pas fermentée [2], la légumineuse venue d'Asie sera toujours consommée : prégermée une nuit ou mieux, germée 3 jours, soigneusement rincée et bouillie 30 minutes, seule ou avec les autres végétaux composant un plat. En tenir compte dans les recettes suivantes.
Inutile de graisser les préparations. à maturité, la teneur en matières grasses des graines de soja est de ± 18 %, à savoir 18 % de « bons » acides gras insaturés.
Les recettes de soja jaune germé se limitent à 3 groupes :
• Celles composées avec des graines entières.
• Les autres préparées à base de semences écrasées au pilon +

(1) L'ancien mode d'extraction d'huile de soja, cher aux adeptes de la vie naturelle, consistait à faire prégermer les graines et de les presser.
Faute de solvants solubilisant l'huile, une grande partie demeurait dans le tourteau, utilisé par ailleurs en alimentation humaine ou animale.
(2) Sauce de soja, miso, hamanatto, sufu, tempeh, natto…

mortier, moulin à noix métallique ou mixer, pour les graines encore humides.
• Le groupe des pousses . Voir soupe chinoise, page 136.

Recettes aux graines entières de soja jaune (1)

Soja jaune à la malgache

Faire tremper une nuit ou mieux laisser germer durant 3 jours : 500 g de fèves de soja. Les rincer et les verser dans un faitout contenant 1 litre d'eau. Faire chauffer, amener et conserver à ébullition une demi-heure. Consommer tel quel ou aromatisé, en accompagnement de légumes.

Plat de soja + légumes

POUR 4 PERSONNES : 8 CUILLERÉES À SOUPE DE SOJA GERMÉ, 4 PETITES CAROTTES, 1 NAVET, 2 POIREAUX, 1/4 DE CÉLERI BOULE, 1 OIGNON, 1 TOMATE, 2 PETITES POMMES DE TERRE, UN PEU DE SEL, UNE PINCÉE DE THYM EFFEUILLÉ, 2 OU 3 VERRES D'EAU.

Laisser cuire et mijoter les légumes, dans un faitout. Trente minutes avant la fin de cuisson, ajouter la graine oléagineuse. Saler et aromatiser.

Ragoût de soja en grains

POUR 4 PERSONNES : QUANTITÉS ET DÉMARCHE IDENTIQUES À CELLES DE LA RECETTE PRÉCÉDENTE + 2 CUILLERÉES À SOUPE DE FARINE DE BLÉ ET UN LITRE D'EAU.

Mettre les légumes dans un faitout, saupoudrer avec la farine de blé, verser 1 litre d'eau en tournant pour obtenir un mélange homogène. Trente minutes avant la fin de cuisson, verser le soja. Finir de cuire en remuant souvent.

Soupe aux graines de soja

Pour 4 personnes : quantités et démarche identiques à celle du plat de soja + légumes mais en ajoutant davantage d'eau, d'aromates et de condiments.

Soja apéritif

PAR PERSONNE : QUELQUES CUILLERÉES À SOUPE DE SOJA GERMÉ, UN PEU D'HUILE DE TOURNESOL ET DU SEL.

Faire légèrement griller les fèves de soja. Saler. Consommer chaud de préférence.

(1) Les haricots souvent farineux sont avantageusement remplacés par le soja jaune, dont la fève demeure entière en cuisant.

Soja germé, séché, toasté, broyé finement

La farine entière servira de chapelure ou sera utilisée dans un farci.

Soupe au « gruau » de soja

Pour 4 personnes : quantité et démarche identiques à celle de la soupe aux graines de soja mais après séchage et avant cuisson le soja sera moulu ± finement, en écartant légèrement l'une de l'autre les meules d'un moulin domestique.

Recettes à base de soja germé, encore humide et écrasé

Les ingrédients composant les préparations citées ci-dessous : boulettes, croquettes ou galettes, pâté aux graines humides écrasées, seront liés avec un œuf sinon avec de la farine de blé, remplaçant avantageusement celle des sojas non panifiables car pauvres en certains aminés soufrés, méthionine et cystéine, se trouvant justement dans les céréales.

Boulettes au soja vert

POUR 4 PERSONNES : 8 CUILLERÉES À SOUPE DE SOJA GERMÉ ET ÉCRASÉ, 1 GOUSSE D'AIL ÉCRASÉE, 1 OIGNON COUPÉ EN DÉS, 1 PINCÉE DE THYM EFFEUILLÉ, SEL, 1 ŒUF, OU 2 CUILLERÉES À SOUPE DE FARINE DE BLÉ, HUILE DE TOURNESOL.

Bien mélanger tous les éléments. Confectionner des boulettes dans le creux de la main et les faire cuire à la poêle ou dans un wok avec un peu d'huile de tournesol.

Croquettes ou galettes au soja vert

POUR 4 PERSONNES : 8 CUILLERÉES À SOUPE DE SOJA GERMÉ ET ÉCRASÉ, 1 PINCÉE DE THYM EFFEUILLÉ, 1 CAROTTE RÂPÉE, LA PULPE D'UNE TOMATE — INTÉRIEUR DU FRUIT —, 1 CUILLERÉE À CAFÉ DE LEVURE DE BIERE, 1 ŒUF OU 2 CUILLERÉES À SOUPE DE FARINE DE BLÉ, SEL, 1 PINCÉE DE CURRY OU DE GINGEMBRE + HUILE DE TOURNESOL.

Bien mélanger, confectionner des croquettes ovales ou circulaires, les faire cuire des deux côtés dans l'huile chaude.

Pâté au soja jaune

POUR 4 PERSONNES : 8 CUILLERÉES À SOUPE DE SOJA GERMÉ ET ÉCRASÉ, 4 CUILLERÉES À SOUPE DE FARINE COMPLETE DE BLÉ, 100 G DE CHAMPIGNONS FRAIS HACHÉS, 1 OIGNON HACHÉ, 1 GOUSSE D'AIL ÉCRASÉE, 1 CUILLERÉE À CAFÉ DE BASILIC EN POUDRE, UNE POINTE DE CURRY, SEL.

Bien mélanger les composants. Tasser le mélange à la fourchette dans un moule à paté. Le couvrir. Cuire à four chaud 3/4 d'heure. Laisser refroidir avant de consommer.

Recettes aux pois secs germés

Soupe paysanne

200 G DE POIS GERMÉS, 2 POIREAUX, 2 CAROTTES, 1 PANAIS, 1/4 DE CÉLERI-RAVE, 2 POMMES DE TERRE, 1/4 DE CHOU VERT EN FINES LANIERES, 2 OIGNONS ÉMINCÉS, 3 GOUSSES D'AIL, 1 PINCÉE DE THYM EFFEUILLÉ, SEL,1 CUILLERÉE À CAFÉ D'HUILE.

Couper en petits tronçons les légumes. Dans un faitout, mettre les légumes dans 2 litres d'eau. Ajouter l'huile et le thym. Faire cuire en amenant à ébullition, puis ajouter les pois germés et laisser cuire à petit feu, 30 minutes. Saler.

Ragoût de pois germés aux carottes

200 G DE POIS GERMÉS, 1 KG DE CAROTTES MOYENNES, 3 GROIS OIGNONS, SEL, HUILE, UN PEU DE NOIX DE MUSCADE, UN PEU DE FARINE.

Faire revenir les oignons émincés. Ajouter les carottes coupées en tranches fines. Saupoudrer de farine sans arrêter de tourner. Ajouter progressivement de l'eau, pour obtenir une sauce onctueuse. Saler et parsemer de noix de muscade râpée — environ 1/3 de cuillère à café—. Lorsque les carottes sont presque cuites, ajouter les pois. Finir la cuisson — environ 20 minutes —.

Croquettes aux pois

100 G DE POIS GERMÉS, 1 ŒUF, 3 CUILLERÉES DE FARINE, THYM ET MARJOLAINE EFFEUILLÉS, SEL, CURRY, 1 CAROTTE, 2 OLIVES NOIRES, HUILE, 1 CUILLERÉE À CAFÉ DE LEVURE ALIMENTAIRE.

Concasser les pois avec un pilon. Les verser dans un récipient. Ajouter l'œuf, la carotte râpée très finement, les olives écrasées, la levure. Ajouter de l'eau doucement jusqu'à obtention d'une pâte épaisse. Bien faire chauffer l'huile. Jeter dedans de grosses cuillerées de pâte — espacées les unes des autres —. Bien faire dorer de chaque côté. Se mangent avec un légume vert, épinard ou chou, ou avec une salade crue.

Burghul aux pois germés

200 G DE POIS, 200 G DE BURGHUL, SEL, 2 TOMATES, 2 OIGNONS, HUILE, 2 GOUSSES D'AIL, CURRY.

Faire cuire les pois 20 minutes à l'eau bouillante, les égoutter. Dans un faitout, faire revenir les oignons émincés et l'ail. Ajouter les tomates pelées et coupées en tranches fines. Faire tourner le burghul rapidement sur cette préparation. Ajouter 1/2 litre d'eau. Porter à ébullition et verser les pois. Arrêter le feu. Couvrir. Quinze minutes seront suffisantes pour terminer la cuisson, saler et saupoudrer très délicatement avec du curry.

Pois germés en salade

300 G DE POIS GERMÉS, 1/2 CONCOMBRE, 2 TOMATES, QUELQUES DÉS D'EMMENTHAL, SEL, GINGEMBRE EN POUDRE, 4 OLIVES NOIRES, 1 PETIT OIGNON, HUILE.

Faire cuire les pois 20 minutes à l'eau bouillante. Les égoutter et laisser refroidir. Les verser dans un saladier. Ajouter le fromage, les olives, l'oignon, le concombre en dés et les tomates en tranches. Assaisonner avec sel, gingembre, huile — on peut aussi ajouter du céleri en branches, du persil, du cerfeuil, etc. —.

Recettes propres au riz complet germé

Riz germé vapeur

250 G DE RIZ ROND COMPLET ET GERMÉ, 25 G DE GRAISSE VÉGÉTALE, 1 CUILLERÉE À CAFÉ DE SEL, 2 OU 3 FEUILLES DE LAURIER.

Faire bouillir un litre d'eau contenant les feuilles de laurier. Disposer dans le fond du cuit-vapeur un linge fin. Verser le riz préalablement rincé à l'eau froide. Arroser de temps à autre avec un peu d'eau. Disposer sur le riz quelques petites noix de graisse végétale et saupoudrer de sel. Terminer la cuisson. Servir chaud avec un plat de légumes ou de lentilles.

Riz aux petits pois et épices

POUR 4 PERSONNES : 300 G DE RIZ COMPLET GERMÉ, 2 CUILLERÉES À SOUPE D'HUILE DE TOURNESOL, 3 CLOUS DE GIROFLE, 1 BATON DE CANNELLE, 1 CUILLERÉE À SOUPE DE GRAINES DE CUMIN, 4 TASSES D'EAU, 1 CUILLERÉE À CAFÉ DE SAFRAN DES INDES, SEL, 300 G DE PETITS POIS ÉCOSSÉS.

Faire chauffer l'huile dans une marmite et ajouter toutes les épices sauf le safran. Remuer jusqu'à légère coloration. Ajouter le riz et bien remuer. Ajouter l'eau, le safran, le sel et porter à ébullition. Ajouter les petits pois. Recouvrir la marmite et laisser cuire 20 minutes. Laisser reposer 10 minutes et gonfler à la fourchette.

Riz germé au citron

POUR 4 PERSONNES : 3 CUILLERÉES À SOUPE D'HUILE DE TOURNESOL, 3 CUILLERÉES DE GRAINES DE MOUTARDE NOIRE, 300 G DE RIZ GERMÉ, LE JUS DE 4 CITRONS, 30 G DE NOIX DE COCO RAPÉE, 1 CUILLERÉE À CAFÉ DE SAFRAN DES INDES, 4 PIMENTS HACHÉS, 125 G DE PISTACHES HACHÉES, 1 CITRON COUPÉ EN RONDELLES FINES.

Faire chauffer un wok ou une poêle un peu haute. Verser l'huile. Ajouter les graines de moutarde, les faire cuire jusqu'à ce qu'elles sautent. Ajouter le riz, la noix de coco, le safran, les piments et le jus de citron. Remuer 5 à 10 minutes environ. Ajouter les pistaches, les rondelles de citron, faire cuire l'ensemble quelques minutes en remuant constamment. Servir chaud.

Poivrons farcis au riz complet germé

POUR 4 PERSONNES : 4 POIVRONS, 1 OIGNON HACHÉ, 1 CUILLERÉE À SOUPE D'HUILE D'OLIVE, 1 CUILLERÉE À SOUPE DE PATÉ VÉGÉTAL, 1 TOMATE PELÉE ET CONCASSÉE, 1 TASSE DE RIZ GERMÉ CUIT, 1 CUILLERÉE À SOUPE DE PERSIL HACHÉ, 1 CUILLERÉE À SOUPE DE THYM EFFEUILLÉ, SEL, 3 CUILLERÉES À SOUPE DE FROMAGE DE GRUYERE RAPÉ.

Couper les poivrons en deux dans le sens de la longueur, enlever les graines et le cœur. Les faire blanchir quelques minutes à l'eau bouillante et les égoutter. Faire revenir l'oignon dans l'huile pour le rendre moelleux, ajouter le pâté. Faire revenir 2 minutes. Ajouter le reste des ingrédients — sauf le fromage —. Remuer tout et mélanger, l'ensemble doit être chaud. Remplir les moitiés de poivrons de la farce au riz. Parsemer dessus le fromage râpé, les placer dans un plat à gratin légèrement graissé — graisse végétale ou huile —. Faire cuire dans un four préchauffé puis moyen. Cuire environ 25 minutes, le fromage doit être gratiné.

Salade de riz au maïs

POUR 4 PERSONNES : 300 G DE RIZ GERMÉ CUIT, 200 G DE GRAINES DE MAIS CUIT, 3 BRANCHES DE CÉLÉRI COUPÉES EN PETITS MORCEAUX, 6 PETITS OIGNONS COUPÉS EN DÉS, 15 OLIVES NOIRES DÉNOYAUTÉES, COUPÉES EN PETITS MORCEAUX, 2 CUILLERÉES À SOUPE DE PERSIL.
ASSAISONNEMENT : 1 CUILLERÉE À SOUPE DE MOUTARDE AU CITRON, JUS DE 1/2 CITRON, SEL, 4 CUILLERÉES À SOUPE D'HUILE D'OLIVE.

Lorsque riz et maïs sont refroidis, les mélanger dans un saladier avec les autres légumes et le persil. Incorporer les ingrédients avec l'asaissonnement dans un récipient muni d'un couvercle vissé. Bien secouer et ajouter doucement dans la salade. Servir frais

Gâteau de riz aux pommes

POUR 4 PERSONNES : 200 G DE RIZ GERMÉ, 3 CUILLERÉES À SOUPE DE SUCRE VANILLÉ, 1 LITRE DE LAIT DE SOJA OU D'AMANDES, 4 POMMES ÉPLUCHÉES ET COUPÉES EN PETITS MORCEAUX, 40 G DE GRAISSE VÉGÉTALE, 1/2 CUILLERE À CAFÉ DE CANNELLE EN POUDRE, LE ZESTE RAPÉ D'1/2 CITRON.

Faire mijoter le riz et la moitié du sucre dans le lait jusqu'à ce que le riz soit cuit. En même temps mettre les pommes et le reste du sucre dans une casserole avec la graisse, la cannelle et le reste du citron, le tout juste recouvert d'eau. Faire mijoter jusqu'à ce que les pommes soient cuites et les réduire en compote au mixer. Graisser un plat allant au four, disposer le riz et les pommes en couches alternées en finissant avec le riz. Faire préchauffer le four, puis cuire à feu moyen environ 1 heure. Le dessus du gâteau doit être doré.

Recettes de sarrasin décortiqué, germé

Croquettes de sarrasin

200 G DE SARRASIN GERMÉ, 1 OIGNON, 1 CAROTTE RAPÉE, 1 CUILLERÉE À SOUPE DE LEVURE DE BIÈRE, 1 GOUSSE D'AIL, SEL, 1 PINCÉE DE THYM, 1 NOIX DE MUSCADE, 1 ŒUF, HUILE DE TOURNESOL.

Faire cuire le sarrasin germé, 15 minutes à l'eau bouillante, l'égoutter. Le verser dans un récipient, ajouter l'oignon coupé en dés, la carotte râpée, l'ail écrasé, le thym, un peu de noix de muscade râpée, l'œuf. Faire des petites boulettes et les jeter dans l'huile très chaude. Cuire des 2 côtés. Ces croquettes sont délicieuses sur une salade.

Pâté de sarrasin

300 G DE SARRASIN GERMÉ ET CUIT, 100 G DE CHAMPIGNONS DE PARIS, 2 ÉCHALOTES, PERSIL, SEL, CURRY, 50 G DE GRAISSE VÉGÉTALE, 2 GOUSSES D'AIL, 1 PETITE ALGUE SÉCHÉE, THYM EFFEUILLÉ, EAU, QUELQUES FEUILLES DE LAURIER, 50 G DE LEVURE DE BIERE.

Mettre le sarrasin cuit dans un saladier. Ajouter les échalotes, le persil, l'ail haché, puis les champignons bien émincés. Couper l'algue en fines lamelles, malaxer avec la graisse — légèrement préfondue —. Ajouter au mélange la levure, le sel, le thym. Si le tout est trop compact, délayer avec un peu d'eau. Garnir le fond d'un moule à pâté avec les feuilles de laurier équeutées. Bien tasser le pâté avec une fourchette. Remettre 3 ou 4 feuilles de laurier sur le dessus. Fermer avec le couvercle.

Mettre au four préalablement chauffé, à température moyenne durant une petite heure. Laisser refroidir quelque temps. Peut se manger sur deux jours.

Sarrasin germé en salade

200 G DE SARRASIN GERMÉ CUIT, 2 GOUSSES D'AIL, 100 G DE FROMAGE DE GRUYERE, 1 BRANCHE DE CÉLERI, 1 PETIT OIGNON, GINGEMBRE, HUILE, SEL, MOUTARDE AU CITRON.

Faire cuire le sarrasin à l'eau bouillante, les grains doivent rester entiers. Egoutter et laisser refroidir. Dans un saladier, préparer une sauce avec une cuillerée à café de moutarde, le sel, le gingembre, l'huile. Délayer jusqu'à obtention d'un mélange lisse. Jeter doucement le sarrasin dans ce récipient, ajouter : le fromage coupé en dés, la branche de céleri tronçonné, l'oignon émincé, l'ail pressé. Avec un long couvert à salade, remuer délicatement le tout. Servir aussitôt.

Soupe au sarrasin germé

100 G DE SARRASIN GERMÉ, 1 CAROTTE, 1 POIREAU, 1/4 DE NAVET OU PANAIS, 1 PETITE COURGETTE, SEL, HUILE, EAU, BASILIC EFFEUILLÉ.

Faire revenir dans l'huile : la carotte et le navet coupés en petits dés, le poireau tronçonné et la courgette épluchée et coupée en fines tranches. Ajouter le sarrasin. Laisser mijoter le mélange 5 minutes puis ajouter 1 à 1,5 litre d'eau. Faire cuire doucement 40 minutes.Se mange chaud ou froid.

Sarrasin germé/compote

200 G DE SARRASIN GERMÉ, CUIT DANS 1/2 LITRE DE LAIT DE SOJA, 1 CUILLERÉE À SOUPE DE MIEL, 1/2 BATON DE VANILLE, 4 NOISETTES DÉCORTIQUÉES, 1 COMPOTE DE POMMES — PRÉPARÉE MAISON OU DÉJÀ EN BOCAL —, 1 CUILLERÉE À CAFÉ DE PETITS RAISINS SECS, 1 CUILLERÉE À CAFÉ DE GRAINES DE SÉSAME.

Mettre le sarrasin cuit avec la vanille dans un petit saladier. Ajouter le miel, les petits raisins, les noisettes concassées. Bien tasser le tout. Recouvrir d'un petit plat ou d'un autre saladier. Retourner et verser sur ce dôme, la compote de pommes décorée avec des grains de sésame.

RECETTES DU MONDE

Table de quelques recettes du monde ayant trait aux germinations

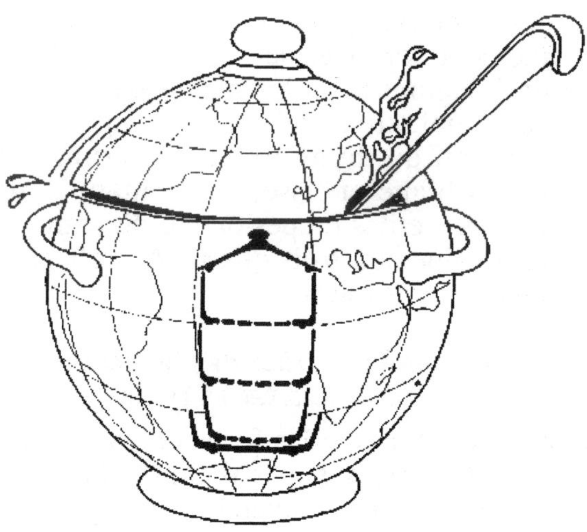

Falafel

500 G DE POIS CHICHES PRÉGERMÉS, 1 CUILLERÉE À SOUPE D'HUILE, HUILE À FRITURE, SEL.

Cet en-cas, beignet traditionnel de Jordanie, est fait avec des pois chiches pré-germés, cuits, écrasés, huilés, salés, réduits en pâte et laissés fermentés, puis roulés en feuilles de 10 mm d'épaisseur, dans lesquelles sont découpées, avec un outil approprié, des rondelles de 45 mm de diamètre, jetées dans de l'huile bouillante. L'excellent falafel, aliment populaire par excellence, est fabriqué et vendu en boutique ou sur des étalages de fortune.

Humus libanais (ou hommos)

10 CUILLERÉES À SOUPE DE POIS CHICHES, LAURIER, 3 CUILLERÉES À SOUPE D'HUILE D'OLIVE, 1 GOUSSE D'AIL, THYM EFFEUILLÉ, 1 CITRON.

Laisser prégermer, une nuit, dix cuillerées à soupe de pois chiches. Faire bouillir de l'eau salée avec quelques feuilles de laurier, y plonger les pois chiches pendant 20 minutes, les égoutter, les écraser très finement soit avec le « Mouli-Persil » électrique, soit avec un moulin à légumes. En les mélangeant très soigneusement, incorporer à l'ensemble trois cuillerées à soupe d'huile d'olive, une gousse d'ail, un peu de thym effeuillé. Terminer au mixer si le mélange n'est pas blanc et lisse, en ajoutant le jus d'un citron. Consommer avec de petites crêpes ou sur du pain avec des crudités ou sur une pitta fendue aux trois quarts. Au réfrigérateur, le humus se conserve deux ou trois jours.

Tamiah égyptienne (boulettes frites de fèves écrasées et d'aromates)

FÈVES SÈCHES PRÉGERMÉES, ÉCRASÉES, ÉPICES, PERSIL, SEL, HUILE À FRITURE.

Faire prégermer durant la nuit les fèves qui au matin seront écrasées et mélangées avec les épices, le persil, du sel. Former une boule avec la pâte et la laisser monter recouverte d'un linge. Ensuite partager la pâte, la rouler en petites boules et les jeter dans l'huile bouillante.
La tamiah est un élément de fast-food plusieurs fois millénaire. Dans les villes, on l'approvisionne à chaque coin de rue où elle cuit sous les yeux du citadin ou du touriste ébahi. Puis est mangée logée dans ce pain plat sorte de galette de blé — que l'on trouve dans tout le Moyen-Orient et au delà — accompagnée de salade, d'oignon et de tomate coupée. Les fellahs la consomment différemment, car le repas est composé le plus souvent d'une tamia familiale, d'un plat

de salade, mais surtout de tomates coupées et de pain de maïs. On pioche à tour de rôle dans chaque plat. à noter la combinaison heureuse céréales + légumineuses.

Préparation à l'ancienne du tonyu ou lait de lait de soja

•En broyant des graines préalablement macérées dans l'eau pendant 24 heures : voici comment se préparait traditionnellement le lait de soja en Chine.

« On se sert de meules en pierre de 0,50 à 1 m de diamètre, manœuvrées au moyen d'un bâton pour deux hommes. La courante est percée d'un trou d'alimentation en forme d'entonnoir. Les deux hommes placés de part et d'autre des meules, font décrire chacun successivement 1/2 tour à la meule au moyen d'un bâton, pendant que le second verse de sa main restée libre, le mélange de graines prégermées, égouttées, rincées et additionnées d'eau dans le trou d'alimentation. Il suinte entre les deux meules une bouillie qui est recueillie et versée dans un sac de toile où elle est pressée pour mieux la filtrer... l'émulsion obtenue est dite tonyu, c'est le lait de soja ».

• Porté à ébullition durant 20 minutes le lait est directement utilisé comme boisson ou en cuisine : confection d'entremets, crèmes, bouillies, fromages frais, etc... Il est la base du tofu qui n'est rien d'autre qu'un lait de soja coagulé de façon particulière.

• Le tofu, utilisé depuis des temps immémoriaux dans la cuisine chinoise ou japonaise, sera préparé en boulettes ou rouleaux et accompagnera soupes, légumes et plats de résistance, etc...

• Les magasins spécialisés tiennent des blocs de tofu récent ou en conserve, le produit est préférable lorsqu'il vient d'être fait.

• Placé au frais, logé dans un contenant fermé, rempli d'eau, le tofu se conserve une semaine sous condition de renouveler l'eau au maximum tous les 2 jours.

• Partant du produit brut — graines de soja jaune — ou du lait de soja + un peu de savoir-faire : le tofu peut être aisément élaboré à la maison.

Recette du tofu :

a) AU DÉPART DE GRAINES SÈCHES — élaboration domestique du lait de soja ou tonyu à la façon d'aujourd'hui —

• Dans une pièce tempérée à 18° environ après les avoir rincées, faire tremper 200 à 300 g de soja jaune durant 24 heures.

• Egoutter, rincer soigneusement et verser les graines dans un contenant, ajouter un demi-litre d'eau. Mixer très finement le mélange, en une ou deux opérations pour qu'il soit bien homogène.
• Faire bouillir 2 litres d'eau dans une marmite de 6 litres ou davantage.
• Verser le mélange mixé, le faire chauffer à feu vif et bouillir pendant 10 minutes en le remuant constamment. Prendre garde : le lait végétal monte et déborde rapidement.
• Dans un cuit-vapeur — il en existe de parfaits pour cet usage, en poterie « grès au sel » — placé sur une marmite ou faitout, étendre un carré de tissus en coton. Couler la masse pâteuse dans le linge et replier les bords. Presser fortement avec un pilon pour exprimer le lait. La pulpe demeurant dans le carré est l'okara. La mélanger avec de l'eau chaude. Recommencer l'opération encore une fois... presser jusqu'à ce qu'aucun liquide ne coule plus.
L'okara, précieux grâce aux fibres qu'il contient, sera ultérieurement mais rapidement consommé : incorporé dans des croquettes ou autres plats cuisinés.

b) SUR UNE BASE DE TONYU — fait à la maison ou produit déjà prêt du commerce spécialisé —
• Verser le lait végétal dans une marmite, le porter à ébullition puis arrêter le chauffage.
• Dans l'attente préparer le produit de coagulation, nigari à base de sel marin ou jus de citron.
• Pour deux litres de lait, faire dissoudre 2 cuillerées à café de nigari — disponible dans les magasins de produits « bio » — dans une grande tasse d'eau tiède.
• Verser la moitié de la solution dans le lait en les mélangeant soigneusement et rapidement. Couvrir.
• Après 2 ou 3 minutes, de minuscules morceaux de tofu flottent dans un liquide clair et jaunâtre — le petit lait —.
• Verser le reste de la solution dans le lait en remuant avec délicatesse.
• Laisser reposer.
• Avec un carré de tissu en coton étendu dans le fond et sur le bord, le cuit-vapeur fera une excellente boîte à tofu.
• Pour bien le plaquer sur le bord, avec une louche, mouiller le tissu en versant dessus un maximum de petit lait.
• Verser le fromage naissant au moyen d'une écumoire. Replier le carré de coton sur lui.

• Couvrir avec une assiette à la dimension du cuit-vapeur. Le charger d'une masse de 500 g à 1 kg. Plus on presse et davantage le produit est ferme.
• Après 20 minutes le petit lait est entièrement chassé.
• Laisser reposer le fromage 10 minutes de plus.
• Remplir un grand ustensile d'eau très froide, plonger le cuit-vapeur dans cette eau. Démouler délicatement le tofu en retournant la poterie et laisser glisser le bloc dans l'eau, défaire délicatement la toile textile qui l'entoure. Attendre encore 20 minutes. Dès qu'il est rafraichi, le tofu est bon pour la consommation.

Pâté impérial (nem végétal)

PAR CONVIVE, PRÉPARER UN RAMEQUIN DE SAUCE COMPRENANT : DU SOJA VERT GERMÉ, 1 CUILLERÉE À SOUPE DE TAMARIN,1/2 GOUSSE D'AIL RAPÉE, 1 PINCÉE DE CAROTTES RAPÉES, ALLONGER LA SAUCE AVEC UN PEU D'EAU TIEDE, REMUER LE TOUT.

Pour faire 6 pâtés : Couper en petits morceaux une belle courgette et 4 carottes moyennes, ajouter un élément de germoir rempli de soja vert germé — Vigna radiata. Faire blanchir l'ensemble. Ne pas mixer mais hâcher et malaxer le tout pour faire une farce. Saler légèrement. Laisser ramollir dans une assiette d'eau tiède des galettes de riz très fines — farine de riz + eau —(1). Ces spécialités se trouvent dans le commerce de produits asiatiques. Prendre de préférence des petites galettes à utiliser entières, sinon couper des bandes de ± 15 cm de large dans des galettes grand modèle. Déposer la farce sur la galette, en replier les deux extrémités pour éviter que la farce ne s'échappe. Rouler l'ensemble afin d'obtenir de petits boudins d'environ 4 centimètres de diamètre. Laisser sécher la feuille de riz. Dans une poêle faire rissoler les rouleaux sur toutes leurs faces. Servir chaud.

Présentation :
• Offrir les rouleaux dans un ravier
• Préparer de belles feuilles de salade : laitue ou batavia, des carottes râpées et des feuilles de menthe fraîches.
• Dans une feuille de salade déposer des carottes râpées une ou deux feuilles de menthe fraîche et le nem.
• Rouler la feuille de salade et consommer après avoir trempé l'ensemble dans le ramequin de sauce.

---

(1) Singulièrement, la seule difficulté dans cette opération est l'amollissement délicat des galettes de riz.

Le pain essénien

Les manuscrits de la Mer Morte découverts par des bergers à Kuram, auraient permis parmi d'autres enseignements de connaître la recette de ce pain confectionné exclusivement avec du blé germé et appelé pain essénien, du nom d'une communauté qui vécut en Palestine quelques siècles avant et après l'ère chrétienne. Sa confection est facile

Une quantité de blé germé 2 à 3 jours, sera écrasée et compactée sous forme de galettes, sans levain ni aucune sorte de produit levant.

Posées sur des pierres plates, sans doute déjà chauffées au soleil, les galettes exposées depuis le lever de l'astre jusqu'à ce qu'il soit au zénith seront ensuite retournés et de nouveau exposées jusqu'à son coucher. Ce mode de « cuisson » favorise un début de fermentation acide.

Le goût légèrement sucré de ce pain est le résultat de la germination : les nutriments de réserve énergétique, tels les polysaccharrides — glucides naturels ou hydrates de carbone — étant alors transformés en sucres simples, directement assimilables par l'organisme.

Il va sans dire que ce procédé n'est possible que dans les régions de grand soleil. Il semble que par la suite d'autres ethnnies ont appliqué cette méthode de panification et de cuisson.

ALIMENTS SANTÉ POUR ANIMAUX FAMILIERS

Bien hacher ou écraser des graines germées, les mélanger crues ou cuites — comme pour les humains — à la nourriture habituelle de l'animal. D'abord en mettre très peu pour qu'il s'habitue puis augmenter doucement la dose « d'aliments vivants », sans réellement espérer que les graines germées seront un jour sa nourriture de base. Rapidement s'il en était besoin, on regardera un retour à la « santé nature », poils plus épais, plus brillants, etc...

Le moral et le physique — ramage et plumage — des pauvres oiseaux en cage, se ressentiront presque immédiament d'un apport de graines germées, chenevis, millet, etc... dans leurs mangeoires.

ACTE 5
AUTRES APPLICATIONS DE LA GERMINATION

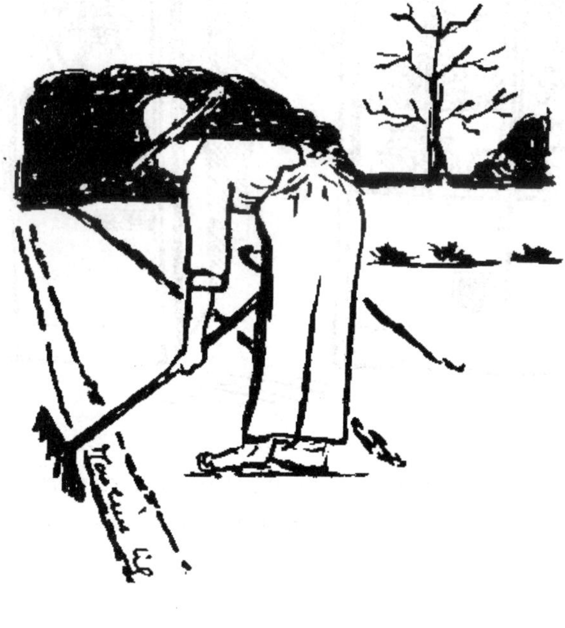

En jardinage, l'usage d'un germoir en poterie facilite le travail de sélection des semences.

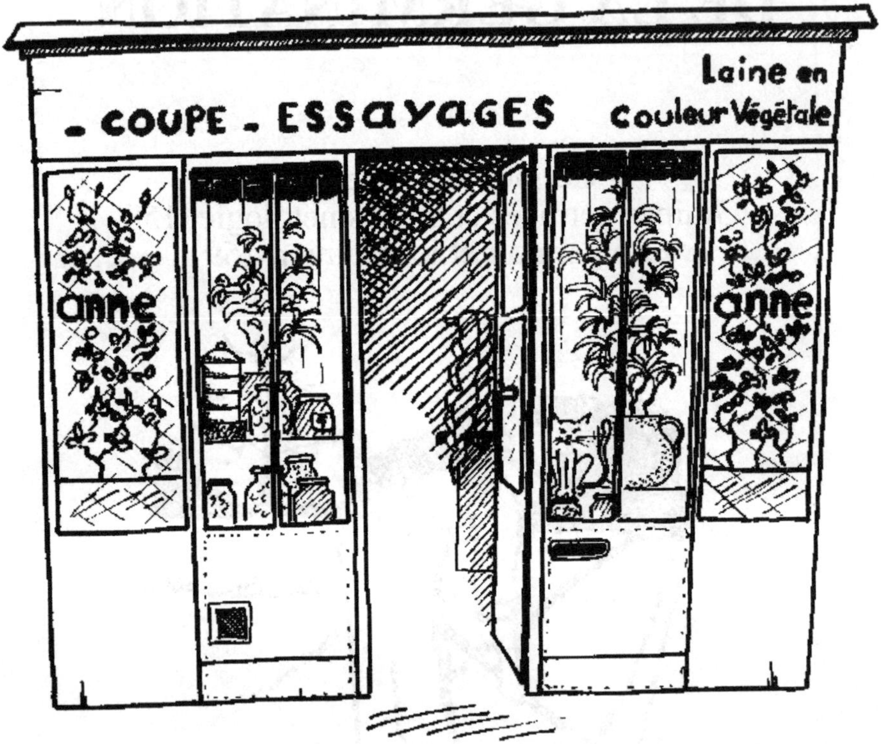

Attention : Anne n'est plus parisienne,
elle a quitté la Place Dauphine pour s'établir à Blateiras

GERMOIR ET TEXTILES

Teinture de fils

Anne Rieger, teinturière à Blateiras/30140 Anduze, colorant des fils pour la restauration de tapisseries anciennes, emploie l'eau de trempage de graines germées, la versant dans l'un ou l'autre de ses bocaux de fermentation, réactivant ainsi les teintures par l'adjonction d'enzymes nouvelles.

Laine, soie, coton, lin ou raphia, tous les textiles naturels peuvent passer dans les cuves de fermentation, où les teintures végétales se font en eau tiède par fermentation de plantes tinctoriales : racines, écorces, feuilles, fleurs ou baies — produits secs ou frais —. Le lent développement des diastases ayant pour finalité l'obtention de colorants organiques.

Traitées à la façon du malt, c'est-à-dire séchées et moulues après avoir germé, des graines de diverses sortes contribuent généralement au processus fermentaire, tandis que d'autres plus spécifiques, après avoir également germé, puis fermenté, peuvent transmettre une couleur particulière. Ainsi le fenugrec donnerait du jaune clair, tandis que le sarrasin produirait le bleu et le tournesol le mauve.

Impression sur étoffe

• L'impression sur toile est une teinture partielle dont l'enseignement a été rapporté des Indes. Auparavant les motifs colorés n'étaient donnés que par la composition de fils de teintes différentes.

La célébrité des « Indiennes » fut causée autant par leur nouveauté que par la bonne tenue des couleurs imprimées. Ce « grand teint » était dû à la qualité des teintures végétales utilisées, et au mordançage des toiles légères en coton, enduites pour ce faire d'un lait[(1)] de graines germées, paddy —riz avec toutes ses balles — ou soja.

Le procédé est toujours utilisé au Japon. En cours de travail, le lait s'épaississant, on le rend liquide en lui incorporant de l'eau propre et naturelle. Avant d'utiliser le nouveau mélange, attendre quelques heures qu'il soit devenu actif.

(1) Lait obtenu en broyant des graines ayant germé dix à douze jours en les mélangeant à leur eau de trempage.

GRAINES GERMÉES ET BIO-COSMETOLOGIE

Les graines germées, tonifiantes, revitalisantes, riches en vitamines, protéines et dérivés... sont promises à un grand avenir dans l'art de la cosmétologie. En avant-première, qu'il soit permis d'offrir aux lecteurs plusieurs recettes éprouvées

Soins des cheveux
Délayer à l'eau froide quelques cuillerées de farine de malt de seigle.
En remuant constamment, porter à feu vif — 70° maximum —. Laisser refroidir un peu et utiliser comme shampooing. Rincer à l'eau tiède.

Tonicité du cou
Incorporer intimement du malt d'orge, moulu très fin, à une cuillerée à café de jaune d'œuf frais. Passer cette pommade sitôt prête sur le cou en massant légèrement. Garder au moins une demi-heure.

Pommade pour les endroits irrités ou ulcérés, le siège des inflammations de la peau, les engelures, l'eczéma
Prendre une quantité de soja germé — avec des germes assez longs — en exprimer le jus. Mélanger à 100 g d'huile d'amandes douces, 50 g de cire vierge. Cuire le tout au bain-marie jusqu'à ce que la cire soit bien fondue. Bien malaxer pendant le refroidissement.

Masque raffermissant
Ecraser et réduire en pâte une poignée de blé et luzerne germés, mélanger à de l'huile d'amandes douces. Poser délicatement le mélange sur le visage. Conserver 15 minutes avant de l'essuyer.

LE GERMOIR ET LE JARDINIER

L'usage d'un germoir en poterie facilite le travail de préparation du jardinier.

Contrôle des graines dont la viabilité est incertaine

Par exemple un lot de graines demeurant d'une année passée, est susceptible de posséder en bonne proportion un pouvoir de germination intact. Parfois même supérieur à celui de semences nouvellement approvisionnées...

Sélection de semences

Pour un même produit, la sélection permet de déterminer quelles sont les graines les plus dynamiques. Joseph Bon, pionnier de la culture biologique en Camargue, n'agissait pas autrement pour choisir le paddy qu'il semait. *« En culture comme en alimentation, c'est au pouvoir de germination que l'on peut juger de la valeur vitale d'un grain. Comparez diverses céréales par exemple, de provenances différentes et vous aurez une idée précise de celle qu'il faut choisir ».*

Prégermination de graines avant semailles

Cas de semences capricieuses à lever, ou de graines semées en période difficile — froids tardifs, grande sécheresse, etc... —.
La prégermination permet un départ plus rapide et avec plus de force. Elle évite l'attente dans l'incertitude des pousses de persil, poireau, cerfeuil tubéreux, carotte, oignon, etc...
A la fin de l'hiver, Éliane Labbé avait mis à germer durant douze jours quelques graines de persil simple. Plantées dans un pot de fleurs, elles ont levé en sept jours, huit jours de plus et les feuilles étaient formées. Par crainte du manque d'arrosage au moment des vacances, le persil fut transplanté au jardin où il s'est retrouvé l'année suivante jusqu'aux gelées.

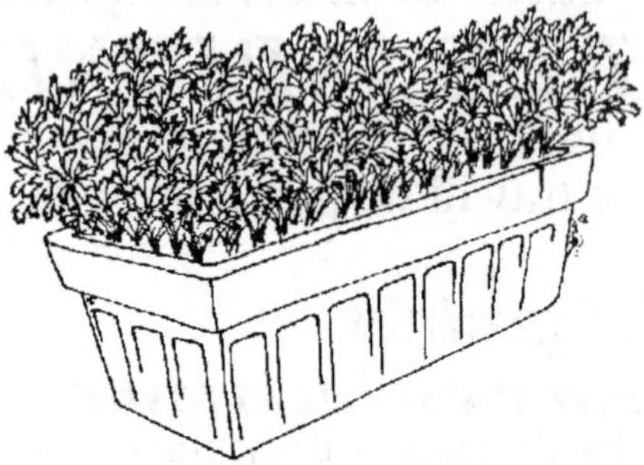

Faute de potager ou de serre, penser au jardin intérieur pour cultiver ce précieux condiment, dont l'action bienfaisante sur la circulation du sang est bien connue. Il devient alors possible de le récolter toute l'année. Opérer de la même façon que ci-dessus. Faire germer les semences, puis les planter dans une jardinière. Il en existe toujours en poterie naturelle, de 40 cm de long sur 15 cm de large et 15 cm de hauteur, qui, remplies de terreau, ne seront pas trop lourdes à manœuvrer. L'été, elles seront sur le balcon, l'hiver ou par crainte des pollutions extérieures, on les placera dans la maison sur le rebord d'une fenêtre, à la lumière du jour — attention au soleil derrière les vitres —. Compléter ce jardin intérieur en plantant dans la jardinière deux ou trois graines germées de cerfeuil. Humidifier ces plantes aromatiques par irrigation plutôt que par arrosage.

Creuser un sillon, tasser un peu le fond, l'humidifier, placer les graines avec précaution pour ne pas briser les germes, recouvrir avec de la tourbe ou du compost assez finement criblé, arroser de nouveau, recouvrir l'ensemble d'un peu de terre.

Spécifications :

• Quelques graines ont une enveloppe tellement dure, qu'il est nécessaire de les ramollir et réveiller, en les passant quelques journées dans un germoir, sinon le germe mettra un temps infini à apparaître.

• La germination peut être accélérée par l'adjonction modérée dans l'eau de trempage, de lithothamne, stimulant biologique par excellence.

Multiplication végétale par bouturage

« Ecoutez, c'est un vieux truc de jardinier. Lorsque l'on fait des boutures et surtout des boutures de plantes molles, comme le bégonia en particulier, on a toujours des problèmes de reprise et d'enracinement. C'est très simple, on glisse dans la blessure faite par la coupe de la bouture, un grain d'avoine et lorsque ce grain d'avoine germe, en deux ou trois jours, il y a formation d'enzymes. Ce sont ces enzymes qui permettent à la bouture de bien reprendre. Aujourd'hui, vous trouverez dans le commerce des hormones de reprise qui sont des hormones synthétiques et qui ne sont pas autre chose que des enzymes ! C'est la même chose! C'est le vieux truc, on mettait le grain de blé ou le grain d'avoine, dont le profil plus allongé favorise la pénétration. ».
Conduite préconisée par Michel Lis Le Jardinier

Cette utilisation de la germination s'applique au bouturage des bégonias, cactées, coléus, fuchsias, géraniums, giroflées, œillets, pélargoniums, verveine, etc... Veiller à ce que les jeunes sujets soient bien alimentés en eau.

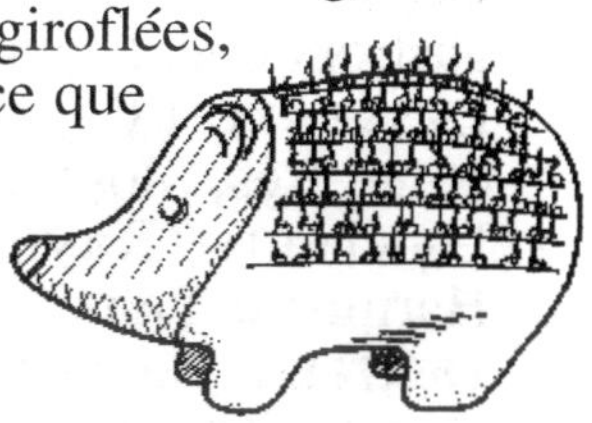

Décoration « florale »

• Un mode de décoration florale touchant à la germination est venu d'Amérique Latine. Il s'agit d'un animal, mouton ou hérisson par exemple, construit en poterie poreuse, non vernie, dont le corps creux forme un réservoir et contient de l'eau. Par capillarité, celle-ci se trouve diffusée dans toute la poterie. On saupoudre des graines de luzerne, cresson ou moutarde, le dos de la bête. En quelques jours, l'animal est recouvert d'une jolie toison que l'on peut laisser verdir ou sécher en arrêtant l'irrigation.
• Un résultat similaire est obtenu avec une grosse éponge naturelle suspendue par un fil, après avoir été trempé dans l'eau, égouttée et recouverte totalement de petites graines. Bientôt elle sera enveloppée de pousses et de feuilles pour peu que l'on entretienne l'humidité.
• Blé, fenugrec, lentilles, tournesol en herbe mais issus de graines prégermées, ont leur place dans la garniture de jardins de rocaille, japonais ou jardinière. Transplanter très serré et si possible, irriguer avec l'eau de trempage de semences en cours de germination.

BIBLIOGRAPHIE

LI SHIZEN - Fin 16e siècle - Bencao Gangmu.
MAC BRIDE (D.) - 1768 - Historical Account of the new method of traiting the scurvy at sea.
GUERIN (F.E.) - 1835 - Dictionnaire pittoresque d'histoire naturelle et des phénomènes de la nature, III, Paris.
BAILLON (M.H.) - 1886 - Dictionnaire historique, Hachette, Paris.
BARRAL ET SAGNIER - 1892 - Dictionnaire d'agriculture, Hachette, Paris.
LAUFER (Bertold) - 1919 - Chinese contribution to the history of civilisation in ancient Iran, Field Museum of Natural History, Chicago, USA.
GARRRIGUES (Albert) - 1924 - Les plantes en médecine, Les orges, Doin, Paris.
HANOTEAUX (GABRIEL) - 1931 - Histoire de la Nation Egyptienne, Plon, Paris.
GOTTSCHALK (Alfred) - 1948 - Histoire de l'alimentation et de la gastronomie, Hippocrate, Paris.
LYSSENKO (T.) - 1953 - Agrobiologie, Editions en langues étrangères, Moscou, URSS.
DEXTREIT (Raymond) - 1960 - La cure végétale, Vivre en Harmonie, Paris.
DEXTREIT (Raymond) - 1961 - Vivre sain, Vivre en Harmonie, Paris.
DEXTREIT (Raymond) - 1964 - Soins de la peau, Vivre en Harmonie, Paris.
DEXTREIT (Raymond) - 1966 - La méthode harmoniste, Vivre en Harmonie, Paris.
LECOQ (Raoul) - 1968 - Manuel de diététique, Doin, Paris.
ACREMANT (Joël) - Guide des céréales, Editions du mieux-vire, Namur, Belgique.
COURTER (Gay) - 1972 - The beansprout book, Simon and Schuster, New York, USA.
SZEKELY (Edmond) - 1974 - L'Evangile de la paix, Genillard, Lausanne, Suisse.
KYLEN (A.M.), MC CREADY (R.M.) - 1975 - Nutrients in seeds and sprouts of lentils, mung beans, and soybeans, J. Food Sci, USA.
OLIVER (Martha) - 1975 - Add a few sprouts, Keats publishing, New Canaan, Conn, USA.
Ouvrage collectif présenté par CHAUSSAT (R.), LE DEUNF (Y.) -1975 - La germination des semences, Bordas, Paris.

KULVINSKAS (Victoras) - 1975 - Survival into 21st Century, Omango d'press, Wethersfield, Conn, USA.
ANONYME - 1976 - The Wealth of India, C.S.I.R., New Delhi.
WIGMORE (Ann) - 1976 - Be your own doctor, H.H.I., Boston, Mass, USA.
GELINEAU (Claude) - 1978 - La germination par l'alimentation, Polygraff, Sherbrooke, PQ, Canada.
KULVINSKAS (Victoras) - 1978 - Sprout for the Love of every body, Omango d'press, Wethersfield, Conn, USA.
WILSON (Frank) - 1978 - Succesful sprouting, Thorsons, Wellinborough, Grande-Bretagne.
HAMAD (A.M.) AND FIELDS (M.L.) - 1979 - Evaluation of the protein quality and available lysine of germinated and fermented cereals, J. Food Sci.
NATURE ET PROGRES n° 63 - 1979 - Association européenne d'agriculture et d'hygiène biologique, Paris.
BLAUER (Stephen) - 1981 - The miracle of sprouting, Green Grown, Boston, Mass, USA.
SELLMANN (Per and Gita) - 1981 - The complete sprouting book, Turnstone press, Wellingborough, Grande-Bretagne.
FINNEY (P.L.) - 1982 - Effect of germination on cereal and legume nutrient changes and food or feed value : a comprehensive review, Pullmann, Washington, USA.
MAZLIAK (Paul) - 1982 - Croissance et développement, physiologie végétale, Hermann, Paris.
LE DEUNFF, DARIO, ESPEJEL - 1984 - La dormance de l'orge, titre 6, Bios.
BAU (RICHARD H.M.) - Thèse de Doctorat d'Etat - 1987 - Les constituants biochimiques de quelques graines d'oléagineux ou de légumineuses, Université de Nancy.
CHANDRASIRI (V.), BAU (H.M.), VILLAUME (C.), GIANNANGELI (F.), LORIENT (D.), MEJEAN (L.) - 1987 - Effet de la germination de la graine de soja sur la composition et la valeur nutritionnelle de sa farine, Science aliments, 7, n° hors série VIII, 139-150.
ENLART (Coline) - 1989 - Les 4 saisons de la cuisine nature des enfants, C.I.L., Paris.
BOURRE (J.M.) - 1990 - La diététique du cerveau, Odile Jacob, Paris.
BAU (Richard H.M.), VILLAUME (C.), GIANNANGELI (F.), NICOLAS (J-P.), MEJEAN (L.) - 1991 - Effets de la germination sur les constituants chimiques et la valeur nutritionnelle des graines de soja, INSERM U. 308, Nancy.
REMESY (C.) - 1994 - Alimentation et Santé, Flammarion, Paris.

ADDENDA

Valorisation des protéines de soja. Voir page 48.
Témoignant au début de l'an 2000, une équipe de l'INSERM U 308, composée par H.M. Bau, C. Villaume, F. Giannangeli, J-P. Nicolas, L. Mejean, fait paraître deux publications magistrales concernant les effets des traitements thermiques sur l'inactivation de certains facteurs antinutritionnels, sur la valeur nutritionnelle des produits à base de soja et les conditions optimales de chauffage garantissant à la fois la valeur nutritionnelle et les propriétés fonctionnelles.

« L'intérêt de développer et d'utiliser le soja dans les aliments est basé sur sa haute teneur en protéines bien équilibrées, en acides animés essentiels et en lipides, et sur son fort rendement de production. Les protéines de soja occupent une place particulière parmi les protéines végétales en raison de leur valeur biologique relativement élevée (FAO, 1970).

Étant donné la carence en protéines alimentaires du tiers monde, l'atout essentiel du soja est qu'il répond à la demande mondiale en ces protéines ; ainsi des mélanges de protéines de soja avec d'autres protéines alimentaires végétales, dont les céréales en particulier, peuvent apporter une contribution importante à la qualité protéique des aliments pour l'homme (Bau, 1987). Le soja peut contribuer à la prévention de la malnutrition protéino-énergétique des pays en voie de développement économique. Le soja est riche en certains composants spécifiques biologiquement actifs, tels que la lécithine (Childs et al., 1981), les phytostérols (Sautier, 1990) (Chandrasiri et al., 1990), les saponines (Shiraiwa et al.1991) (Sautier et al., 1979) (Kawano Takahashi et al., 1986), les isoflavones dont la daïdzine et la génistéine (Wang et Murphy, 1994 a et b) (Fukutake et al., 1996) (Lamartinière et al. 1998) (Constantinou et al. 1998) et le peptide hydrophobe hypocholestérolémiant (Sugano et al.1990) (Wang et al. 1995). ★ Ces substances peuvent jouer un rôle important dans l'alimentation en réduisant le cholestérol sanguin prévenant ou atténuant les risques cardio-vasculaires, ceux d'obésité, de cancer du sein chez les femmes et de cancer de la prostate chez l'homme dans une perspective d'amélioration de la santé publique dans les pays riches (Bau et al., 1997) (Roussel et al., 1992).

Les graines de soja contiennent de nombreux facteurs antinutritionnels — dont la plupart sont thermolabiles —, inhibant l'action des enzymes digestifs, par suite, les graines de soja mûres ne sont pas consommables crues. Parmi tous les traitements, le chauffage est toujours le plus employé pour la transformation des graines en produit alimentaire, si l'on veut que les nutriments essentiels du soja soient pleinement utilisés par l'homme et la plupart des animaux.
Bien que le traitement thermique du soja soit nécessaire, un chauffage excessif provoque une perte de valeur nutritionnelle en réduisant le coefficient d'efficacité protéique (CEP). (Fukushima, 1980). »
Est-ce une question de coût ? L'inactivation des facteurs antinutritionnels grâce à la germination, ne semble pas avoir retenu l'attention des industriels de l'agro-alimentaire. Ils procèdent selon diverses manières qui ne semblent pas leur donner entière satisfaction. Pourtant au niveau laboratoire et domestique, cette conduite permet une remarquable amélioration de la valeur biologique et nutritionnelle du soja, après un chauffage nettement moindre que pour la graine.

Germer du riz complet avant de le faire cuire, le rend encore plus nutritif. Voir page 58.

Une équipe japonaise vient de montrer qu'induire une germination de riz complet avant de le cuire renforce sa valeur nutritionnelle, pourtant déjà importante. Les résultats de leur étude ont été présentés le 16 décembre à l'International Chemical Congress of Pacific Basin Societies à Honolulu. Au premier stade de la germination, les quantités de plusieurs composés du riz sont augmentées. Beaucoup plus de fibres disponibles, trois fois plus de lysine et dix fois plus d'un acide aminé connu pour activer les fonctions rénales et améliorer les fonctions hépatiques. Le germe, ce minuscule bourgeon, contient un inhibiteur potentiel d'une protylendopeptidase★, enzyme impliquée dans la maladie d'Alzheimer. Les auteurs ont observé que la germination active des enzymes libérant des substances nutritives comme l'inositol, des vitamines, des minéraux, du tocorienol. *« La naissance d'un bourgeon active d'un seul coup des enzymes « dormants » afin de fournir la meilleure nutrition au bourgeon en développement »* explique le Dr Kayahara, principal auteur de cette étude.

Le brocoli de la famille des crucifères

Ce type de chou très particulier est riche en nutriments, tels vitamine C, calcium, magnésium, potassium, fer... Il est réputé pour remonter les défenses immunitaires et prévenir le cancer.
Les graines germent très facilement en trois ou quatre jours, dans le germoir en grès.

Graines germées et acidité stomacale

L'équilibre acide citrique des graines n'est pas perturbé par la germination, ou si peu.

Graines germées cultivées à la maison

Avec glycine max. – soja jaune –.
Vu sa grande augmentation de vitamine C en cours de germination, il se produit en parallèle une très légère augmentation d'acidité – acide ascorbique –. Mais celle ci se retrouve diluée dans l'eau de rinçage de la germination. Donc sans effet.

Graines déjà germées approvisionnées dans le commerce

Peuvent être légèrement acidifiées par l'acide citrique — dilué — dont elles peuvent être arrosées pour une meilleure conservation.
Lorsque l'on trouve cette acidité dérangeante : tremper les graines germées une heure avant de les consommer dans une solution à 1 % de bicarbonate de soude.

Conclusion

Pratiquement le problème ne se pose pas, la faible acidité, si elle existe ne doit donner lieu à aucune inquiétude.

NOTA BENE. Les végétariens n'ont pas tendance à l'acidité causée par leur alimentation. Par contre cela est souvent le cas chez les omnivores la viande étant acidifiante.

Cuisson des graines à la vapeur

Préparation

Plonger dans l'eau toute la nuit les céréales ou les légumineuses mises dans un panier de cuit-vapeur.
Leurs propriétés seront révélées et améliorées par cette prégermination et le temps de cuisson se trouvera encore réduit.

Cuisson

Faire bouillir de l'eau dans la marmite du cuit-vapeur. Placer par dessus le panier avec les graines à cuire. Selon le cas, les graines seront seules ou accompagnées de légumes et de plantes aromatiques.

Mais le plus souvent, les légumes cuisent directement dans la marmite et la vapeur qui s'en élève parfume les graines en train de cuire.

Exemples d'accompagnements

Navet et pommes de terre accompagnent avoine, blé, ou orge.

Carottes et oignons accompagnent lentilles.

Pommes de terre accompagnent pois chiches.

Oignons accompagnent riz.

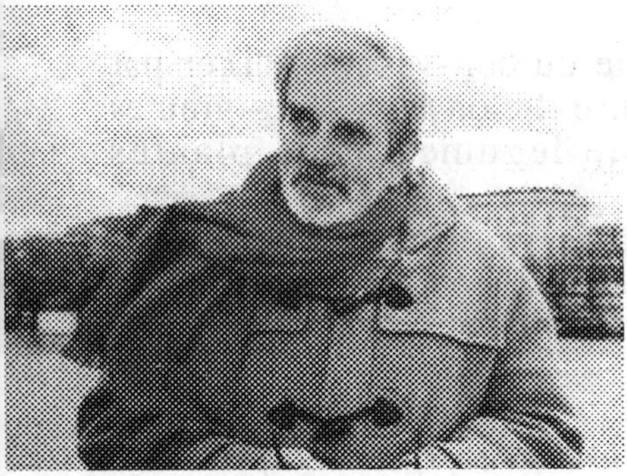

MAX LABBÉ

POTERIES CULINAIRES CRÉATIVES

§ LITTÉRATURE SANTÉ

26 rue Rémy
95430 AUVERS SUR OISE
Tél. : 01 34 48 09 43
e-mail : max-labbe-poteries@ orange.fr

En joignant une touche d'éthnologie, de botanique et de nutrition, Max Labbé a entamé une recherche sur la poterie culinaire. Celle qui permet aux légumes du jardin, aux graines les plus diverses, aux aliments des plus connus à ceux plus originaux de s'épanouir en germant, mijotant, cuisant à l'étouffée ou tout simplement celle qui permet de conserver les végétaux en améliorant leurs qualités intrinsèques. Les plaisirs d'une alimentation équilibrée et savoureuse n'ont plus guère de secrets pour ce passionné, animé d'une curiosité tout entière livrée aux retrouvailles de l'homme et de la nature.

Les objets

- Germoirs en grès
- Plat à pousses
- Diable
- Pots à lacto fermentation
- Mandoline en bois
- Plat à tajines
- Nichoirs en poterie
- Vinaigrier
- Brosse végétale

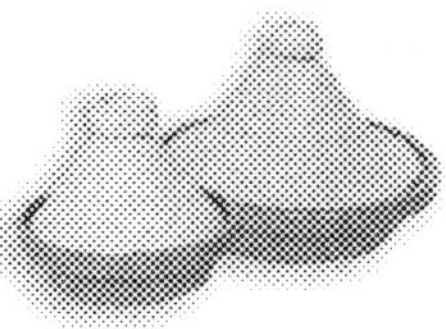

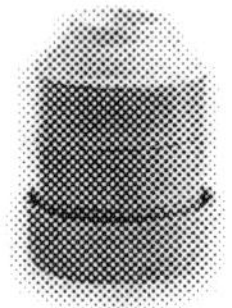

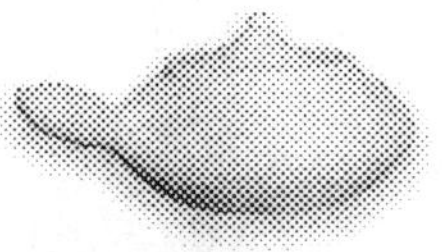

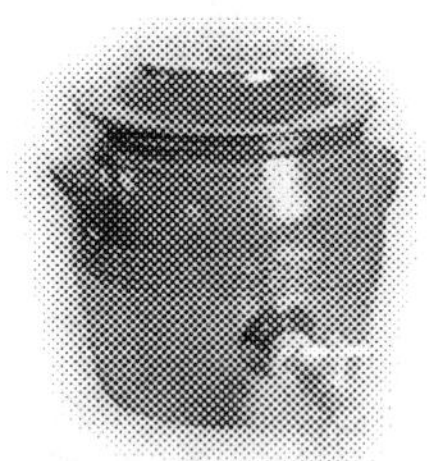

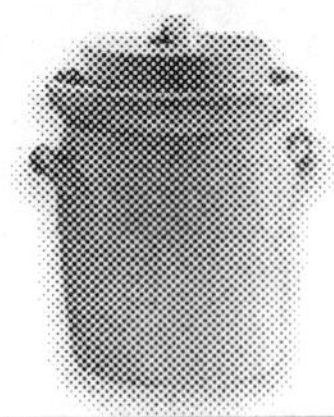

La littérature

- Ces étonnantes céréales
- Cette étonnante cuisine au diable
- Cet étonnant fenugrec
- Ces étonnantes graines germées
- Ces étonnants aliments végétaux fermentés et lacto-fermentés
- Ces étonnants nichoirs traditionnels
- Ces étonnants pâtés végétaux
- Cette étonnante pomme de terre
- Ces étonnantes recettes de soupes, potages et bouillons
- Le soja, cette étonnante légumineuse
- Ces étonnants tajines traditionnels
- Cette étonnante cuisson à la vapeur

Catalogue gratuit sur simple demande, écrire, téléphoner ou envoyer un mail aux coordonnées ci-dessus. Merci